Eine bezaubernde Liebeserklärung an eine Maschine – und an einen ganz besonderen Jungen.

Gus ist 13 Jahre alt und Autist. Seine große Leidenschaft sind Wetterbeobachtungen, doch mit seinen Fragen überfordert er seine Mutter regelmäßig. Bis diese zufällig auf Siri stößt, Apples persönliche iPhone-Assistentin. Nicht lange, und Siri wird Gus' beste Freundin – immer ansprechbar, stets freundlich und nie um eine Antwort verlegen. Doch Siri stillt nicht nur Gus' Hunger nach Daten und Fakten, sondern sie hilft ihm auch besser zu kommunizieren ...

Judith Newman ist Journalistin und Autorin. Sie ist verheiratet und Mutter zweier Zwillings-Söhne, von denen einer unter dem Asperger-Syndrom leidet. Sie lebt in New York.

Weitere Informationen finden Sie auf www.fischerverlage.de

JUDITH NEWMAN

HEY SIRI, willst du mich heiraten?

Die ungewöhnliche Freundschaft
zwischen meinem autistischen Sohn
und seinem Handy

Aus dem Amerikanischen
von Andrea Kunstmann

FISCHER

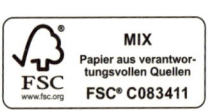

Erschienen bei FISCHER Taschenbuch
Frankfurt am Main, Dezember 2018

© 2017 by Judith Newman

Für die deutschsprachige Ausgabe:
© 2018 S. Fischer Verlag GmbH,
Hedderichstr. 114, D-60596 Frankfurt am Main

Satz: Pinkuin Satz und Datentechnik, Berlin
Druck und Bindung: CPI books GmbH, Leck
Printed in Germany
ISBN 978-3-596-03649-3

Denn wie ein Gespenst ist er inwendig
Sprüche 23,7

»Schau mal, Mom, auf dem Bus steht ›Wünsch dir was!‹. Was wünschst du dir?«

»Ich wünsche mir, dass du dein Leben lang glücklich, gesund und behütet bist. Und was wünschst du dir?«

»Ich wünsche mir, dass ich mein ganzes Leben in New York bleiben und immer ein richtig freundlicher Mensch sein werde.«

»Aber nicht zu freundlich, okay?«

»Was ist ›zu freundlich‹?«

INHALT

Ein paar Gedanken vorweg 9
Warum dieses Buch? 13

1 | Oh no! 26
2 | Warum? 44
3 | Und wieder und wieder und wieder 56
4 | I, Tunes: Musik in meinen Ohren 74
5 | Töff, töff 90
6 | Wie peinlich! 105
7 | Nichts wie weg! 117
8 | Is' was, Doc? 136
9 | Schnarch 147
10 | Hey Siri, willst du mich heiraten? 158
11 | Arbeit ist das halbe Leben 171
12 | Freunde 187
13 | Die Bienen und die Blumen 202
14 | Am Ende 221
15 | Tschüss! 233

Danksagung 247

Ein paar Gedanken vorweg

Es gilt heute als politisch nicht korrekt, einen Menschen als »Autisten« zu bezeichnen. Dadurch definiere man ihn ausschließlich über seine Behinderung. Stattdessen solle man so formulieren, dass der Mensch an erster Stelle steht, also etwa von einem »Mann mit Autismus« oder einer »Frau mit Autismus« sprechen.

Ich verstehe natürlich, welche Überlegung dahintersteckt. Das ist, als würde man einen kleinwüchsigen Menschen als »Zwerg« bezeichnen – als sei seine geringe Körpergröße das Einzige, was ihn als Individuum definiert. Ein Freund von mir, der wirklich winzig ist, wandte allerdings kürzlich ein: »Sagt doch in Gottes Namen einfach Zwerg zu mir. Das ist nun mal das Erste, was ins Auge sticht, und *ich* weiß ja, dass es nicht das einzig Interessante an mir ist.«

»Mensch mit Autismus« suggeriert auch irgendwie, dass Autismus etwas Schlechtes sei, wovon man sich besser ein wenig distanziert. Man würde ja auch nie »Mensch mit Linkshändigkeit« oder »Mensch mit Jüdischkeit« sagen. Umgekehrt jedoch spricht man von »jemandem, der Krebs hat«.

Der Autismus definiert meinen Sohn nicht umfassend, und doch sagte er unglaublich viel über ihn und unser gemeinsames Leben aus. Von einem »Menschen mit Autismus«

zu sprechen legt nahe, man schleppe die Krankheit zwar mit sich herum, könne sie aber jederzeit ablegen wie eine Tasche. Außerdem steckt in dieser Pseudo-Feinfühligkeit auch eine unglaubliche Bevormundung. Nicht dass ich etwas gegen wohlüberlegte Bezeichnungen für Behinderungen habe. Ich will aber, dass sie zutreffend sind. Wenn man Autisten beispielsweise als »neurodivergent« bezeichnet, dann bemüht man sich nicht um politische Korrektheit. Dann beschreibt man aber sehr genau ihren Zustand.

(Ich bin absolut dafür, einfach neue Ausdrücke zu erfinden, die beschreibend, lustig und zutreffend sind. Wenn Sie sich also möglichst taktvoll erkundigen wollen, ob jemand autistisch ist, warum fragen Sie nicht, ob er oder sie ein ZuF ist – ein Zug-Freund? Schließlich gibt es ja auch MoFs, also Menschen ohne Freunde.)

Und es gibt noch einen Grund, warum ich hier ganz einfach von »Autisten« spreche. Versuchen Sie mal, ein ganzes Buch zu schreiben und dabei immer »Mann mit Autismus« oder »Frau mit Autismus« zu verwenden. Das klingt extrem schwerfällig! Deshalb werde ich Männer und Frauen hier öfter schlicht als Autisten bezeichnen. Außerdem benutze ich auch die männliche Form, wenn ich von Menschen im Allgemeinen spreche, weil ich vor langer Zeit, als noch die Dinosaurier über diesen Planeten trampelten, gelernt habe, dass das korrekt ist. Ich erwähne es deshalb, weil eine Freundin von mir gerade einen ausgezeichneten Erziehungsratgeber verfasst hat, in dem sie den in der englischen Sprache nicht eindeutigen Plural *they* anstelle von »er oder sie« verwendet und das Wort »Cisgender«, wenn sie über jemanden schreibt, der, na ja, eben »cisgender« ist. Das ist eine von rund sechzig Optionen für die Geschlechtsangabe, die Facebook anbietet und die von »Agender« bis »Two Spirit« reichen. Sie hat sich dafür entschieden, weil ihre Teenager-Tochter darauf bestand. Ja, Sprache muss sich entwickeln, aber nicht zum Hässlichen und Unpräzisen hin. Beim Lesen ihres Buches war ich begeistert von ihrer Erziehungsphilosophie, hätte es ihr aber am liebsten auch um die Ohren gehauen.

Doch gleichgültig, welche Verbrechen meine Freundin gegen die Sprache verübt hat, zumindest hat sie mit ihren Kindern abgesprochen, welche Rolle diese in ihrem Buch spielen sollen. Ich habe das nicht getan – was egoistisch und zugleich notwendig war. »Dann werde ich berühmt, Mom« – so manifestierte sich Gus' positive Einstellung dazu, Gegenstand meines Buches zu sein. Henrys Meinung wechselte mit seinen Launen. Anfangs hatte er eine todsichere Methode, mich durch seine Großmut auf die Palme zu bringen: »Ach, das macht nichts, ich lese ja sowieso nie, was du schreibst.« Zu diesem Zeitpunkt ging es darum, ob er einen Teil des Honorars bekäme, und ein kurzer Blick auf seinen Google-Suchverlauf förderte den Suchbegriff »Film-Option« zutage. Als ihm dann dämmerte, dass Leute, die er kennt, tatsächlich Bücher lesen, wurde er ein bisschen panisch. Das Schreiben über ihn wurde also zur Verhandlungssache, und mal kam er besser, mal schlechter aus unseren Verhandlungen raus. Natürlich hatte er immer da kein Problem, wo er als supercooler Zyniker rüberkam. Mehr Sorgen machte ihm, dass ich aufdecken könnte, was für ein süßer, fürsorglicher, wunderbarer junger Mann er in Wahrheit ist. Davon habe ich nur ganz wenig reinschmuggeln können.

Es gibt sehr viele und ein paar ganz großartige Bücher über Autismus, über Forschung, Geschichte und Behandlungsmethoden. Auch wenn mein Buch all diese Themen streift, wird wohl keine Besprechung mit den Worten beginnen: »Wenn Sie je ein Buch über Autismus lesen müssen ...« Es handelt sich hier nicht um dieses *eine* Buch. Es ist ein Ausschnitt aus dem Leben einer Familie, eines Kindes. Aber ich hoffe, dass er Ihnen teilweise auch wie ein Ausschnitt aus Ihrem Leben vorkommt.

Als ich den ursprünglichen Artikel über Gus und Siri für die *New York Times* verfasste, war Gus zwölf. Große Teile des Buches umfassen die Zeit, als meine Söhne dreizehn oder vierzehn sind. Als der Verlag mir das Manuskript aus den Händen riss, waren sie fünfzehn, und sie werden sechzehn sein, wenn das Buch in den Wühlkisten mit den Mängelexemplaren landet. Kinder werden ständig größer, und ich wollte, dass mein Buch die Wahrheit abbildet, weswegen ich immer noch daran schreiben und korrigieren würde, wenn nicht irgendwann meine Agentin angerufen und gesagt hätte: »Himmel nochmal, jetzt zieh endlich mal einen Strich drunter!«

Das habe ich getan.

Warum dieses Buch?

Ich bin mit meinen Kindern im Supermarkt.

»Wir brauchen Truthahnbrust und Schinken!« Gus neigt dazu, alles mit Ausrufezeichen zu sagen. »Ein halbes Pfund! Und ... Moment mal ... Was sagst du, Mommy?« Ich flüstere hörbar Anweisungen und versuche, das Gespräch auf die Wurstwaren zu beschränken. Der höfliche Otto hinter der Theke schneidet Aufschnitt, lauscht und wirft ab und an eine Frage ein. Wir sind auf Kurs. Und dann ... driften wir ab.

»Also: Mein Papa war jetzt zehn Tage in London, und in vier Tagen kommt er zurück, und zwar am Mittwoch. Er kommt am JFK-Flughafen mit dem American-Airlines-Flug 100 am Terminal 8 an«, redet Gus sich warm. »Was? Ja, Mom sagt, dünne Scheiben. Und Krautsalat. Daddy nimmt dann die Linie A von Howard Beach zur West 4th und steigt um in die B oder D bis Broadway-Lafayette. Er kommt frühmorgens in der Bleecker Street 77 an, und dann haben er und Mama Sex ...«

Plötzlich zeigt sich Otto sehr interessiert: »Wie bitte?«

»Sie kennen doch meinen Vater? Der alte Mann mit den kaputten Knien? Er kommt am Terminal 8 am Kennedy Airport an. Aber zuerst muss er in London am King's Cross losfahren, bis nach Heathrow, und das Flugzeug in Heathrow fliegt von ...«

»Nein, nein, Gus, das andere«, unterbricht Otto lächelnd. »Was macht dein Daddy, wenn er nach Hause kommt?«

Gus ignoriert das Detail, das ihm sein Zwillingsbruder Henry ins Ohr flüstert, und setzt seine Erklärung einfach fort. Henry steht ein wenig abseits und grinst, während Gus mit dem weitermacht, was ihn *wirklich* interessiert: die Haltestellen der Linie A, die von Howard Beach startet. Ich sehe die leicht alarmierten Gesichter der Leute, die hinter uns in der Schlange stehen. Liegt es am Inhalt von Gus' Gequatsche oder daran, dass er dabei auf und ab hopst? Wenn er glücklich und aufgeregt ist, was oft der Fall ist, dann hopst er. Ich bin inzwischen so daran gewöhnt, dass es mir gar nicht mehr auffällt. Aber in diesem Augenblick sehe ich unsere Familie so, wie der Rest der Welt sie sieht: den unausstehlichen Teenager, der so tut, als ob er uns nicht kennt; den durchgeknallten hopsenden Knirps mit seinem Gequassel über die Linie A und die erschöpfte Frau mit der praktischen Gürteltasche, die gerade zur Protagonistin einer unappetitlichen Phantasie über zwei Alte beim Gelegenheitssex geworden ist.

Und eigentlich würde ich mich am liebsten zu der Schlange umdrehen und sagen: »Sie sollten uns beglückwünschen. Noch vor ein paar Jahren hat der Gummiball da vorne so gut wie gar nichts gesagt, und was er gesagt hat, war praktisch unverständlich. Klar, wir müssen noch ein paar Macken ausbügeln. Aber das Entscheidende entgeht Ihnen: Mein Sohn ordert Schinken! Bingo!«

Sie erkennen Gus vielleicht als meinen autistischen Sohn wieder, der vor einiger Zeit seine fünfzehn Minuten Ruhm abbekam. Denn ich habe unter dem Titel *To Siri, with Love* einen Artikel in der *New York Times* veröffentlicht, in dem es um seine Freundschaft mit Siri ging, dem »intelligenten persönlichen Assistenten« von Apple. Es war eine schlichte Geschichte darüber, wie viel dieser liebenswürdige Roboter für mein Kind mit seiner Kommunikationsstörung tut: Er liefert nämlich nicht nur Informationen über obskure, einschläfernde Themen (wenn Sie nicht zufällig Herpetologe sind, unterhalten Sie sich vermutlich genauso begeistert wie ich über Rotwangen-Schmuckschildkröten), sondern erteilt auch Lektionen in gutem Benehmen, im Zuhören und darin, was die meisten von uns für selbstverständlich halten, nämlich die Nuancen eines Zwiegesprächs zu erfassen.

Das Thema lag mir natürlich am Herzen – wie könnte es anders sein, schließlich handelt es sich um meinen Sohn –, doch die Zielgruppe des Artikels hielt ich für begrenzt. Bestenfalls würden mir ein paar Freunde anerkennend auf die Schulter klopfen.

Stattdessen verbreitete sich die Story viral. Es war der meistgelesene, meistgemailte und meistgetwitterte Artikel der ganzen Woche und zog weltweite Berichterstattung in Zeitschriften, im Radio und im Fernsehen nach sich. Und ich bekam Briefe wie diesen:

Sie wissen vielleicht, dass Apple gerade große Anstrengungen unternimmt, Siri in anderen Sprachen zugänglich zu machen. Ich bin russischer Übersetzer für Siri, und ich kann sagen, dass es manchmal sehr schwierig ist, Siris Persönlichkeit in eine andere Kultur zu übertragen. Sie haben mir sehr geholfen zu verstehen, wie Siri sich in meiner Sprache verhalten sollte, mit Ihren großartigen Beispielen dafür, was die Menschen wirklich von Siri erwarten. Und Ihre Aussagen über die Freundlichkeit, die Maschinen Menschen mit Behinderung entgegenbringen, hat mich wirklich zum Weinen gebracht. Wir haben im Team über Ihren Artikel gesprochen, und das hat uns bei unseren Übersetzungsbemühungen ganz allgemein sehr vorangebracht.

Und so wird die russische Siri dank Ihrer Hilfe sogar noch netter und freundlicher und hilfreicher. Ich stelle mir immer Ihren Sohn Gus vor, wenn ich die russischen Dialoge für Siri schreibe.

Der Brief hat mich sehr berührt, genau wie Hunderte von E-Mails und Tweets, die ich von Eltern autistischer Kinder und auch von Autisten selbst bekommen habe (nicht, dass sie sich als solche zu erkennen gaben, aber wenn ein Typ ein paar Zeilen aus dem Artikel immer und immer wieder twittert, ahnt man es irgendwie). Ich würde sagen, meinen Lieblingsbrief lieferte ein Mann, der an den Chefredakteur schrieb: »Diese Autorin hat eine Zukunft als Schriftstellerin.«

Warum traf diese Geschichte einen Nerv? Nun, zum Teil, weil sie der gängigen Auffassung widersprach, dass uns neue Technologien verdummen und deshalb genauso schädlich für uns sind wie fette Kartoffelchips. Aber wohl auch, weil sie davon handelt, wie man gerade dort Trost und Zuwendung findet, wo man es am wenigsten erwartet.

Wir tauchen ab in unsere Smartphones, Smartwatches oder in was auch immer als nächstes smartes Gerät erfunden wird, und dabei ist die Versuchung nur allzu groß, den direkten Draht zu unseren Mitmenschen zu verlieren. Es ist heute nicht allzu schwierig, sich ein bisschen einsam zu fühlen.

Und da konnte ich völlig unerwartet eine ganz andere Perspektive aufzeigen: Die Technik kann uns auch aus der Reserve locken und das Sozialverhalten fördern. Sie kann eine Brücke sein, nicht nur eine Mauer.

Mir wurde außerdem klar, dass man über das »durchschnittliche« autistische Kind noch eine Menge mehr erzählen kann. Geschichten über Autismus tendieren dazu, die Extreme herauszustellen – siehe »exzentrisches Genie, das eines Tages an der Spitze der NASA stehen wird.« (Na ja, irgendwer muss die Menschheit ja in eine andere Galaxie führen, und Sie haben doch sicher nicht erwartet, dass das jemand »Neurotypisches« macht, oder?) Und als anderes Extrem derjenige, der so bekloppt ist, dass er seinen Kopf gegen die Wand schlägt und das Blut als Fingerfarbe benutzt. Aber was ist mit den vielen Menschen zwischen den Extremen?

Zu denen gehört mein Sohn Gus.

»Kein Autist ist wie der andere; Form oder Ausdruck des Autismus ist in keinem Fall gleich. Überdies können die autistischen Merkmale auf höchst komplexe (und potentiell kreative) Weise mit anderen Eigenschaften des Betroffenen zusammenwirken. Für die klinische Diagnose mag also ein Blick genügen, doch wollen wir das autistische Individuum je wirklich verstehen, bedarf es dazu nichts Geringerem als einer umfassenden biographischen Erhebung.«
Oliver Sacks, Eine Anthropologin auf dem Mars (1995)

Die neuesten Zahlen zur Häufigkeit von Autismus sind erschreckend. In den 1980er Jahren wurde bei einem von 2000 amerikanischen Kindern Autismus diagnostiziert. Heute ist eines von 68 Kindern betroffen (laut Schätzungen des Autism and Developmental Disabilities Monitoring Network der US Centers for Disease Control und Prevention). Bei Jungen betrifft es einen von 42. In einigen Ländern sind die Zahlen niedriger, in anderen höher (Südkorea gibt an, dass 2,6 Prozent seiner Bevölkerung autistisch sind, im Vergleich zu 1,6 Prozent in den USA). Es ist die global am schnellsten zunehmende Entwicklungsstörung und betrifft ein Prozent der Weltbevölkerung. Eine 2015 im *Journal of Autism and Developmental Disorders* erschienene Studie der University of California in Davis bezifferte die im Jahr 2015 in den USA anfallenden Kosten für die Betreuung von Autisten auf 268 Milliarden Dollar, und diese Summe soll bis zum Jahr 2025 auf 461 Milliarden Dollar ansteigen. Das ist mehr als das Doppelte der durch Schlaganfälle und Bluthochdruck verursachten Kosten.

Wie zum Teufel ist das möglich? Das wüssten Forscher und Autoren nur allzu gerne. Ob die Zunahme auf Gifte in Wasser, Luft oder Boden zurückzuführen ist, ob es daran liegt, dass Menschen, denen man früher eine andere psychische Krankheit attestierte, heute als autistisch bezeichnet werden, oder ob leicht irre Leute, die früher eher Single geblieben wären, heute mehr Gelegenheiten haben, sich fortzupflanzen, und dabei noch irrere Leute rauskommen (die Silicon-Valley-These) – keiner kann es mit Sicherheit sagen. Vielleicht kommen alle drei Ursachen zusammen.

Verwandte Erkrankungen, die man früher als Autismus bezeichnete, unter anderem das Asperger-Syndrom und andere tiefgreifende Entwicklungsstörungen, werden heute unter dem Begriff Autismus-Spektrum-Störungen (im Folgenden abgekürzt als ASS) zusammengefasst. Das liegt daran, dass die spezifischen Behinderungen (und Kompetenzen) ein breites Spektrum abdecken. Kommunikative und andere Störungen, kognitive Behinderungen und absolute Hochbegabung – all diese unterschiedlichen Aspekte können in einer verblüffenden Mischung auftreten. Außerdem entwickeln sich Menschen mit ASS nicht kontinuierlich wie neurotypische Kinder, vielmehr machen sie ihre geistigen und emotionalen Fortschritte in Schüben. Was heißt, dass sie etwas eine sehr lange Zeit überhaupt nicht können, und dann, von einem Tag auf den anderen, können sie es einfach.

Zu diesem Phänomen habe ich eine Lieblingsgeschichte. Der Sohn eines Freundes sprach zuerst überhaupt nichts, außer ein paar einzelnen Wörtern, wenn er etwas wollte, also beispielsweise »Keks« oder »Saft«. Da war er fünf. Eines Tages nach einer Party liefen ihm auf dem Heimweg ein paar Kinder hinterher und drangsalierten ihn mit den typischen kindlichen Spottgesängen: »Luke kann nicht sprechen, Luke kann nicht sprechen, Luke kann nicht sprechen.« Nach ein paar Minuten drehte er sich um und sagte: »Klar kann ich das. Fickt euch doch!«

Ich höre auch liebend gerne Geschichten über brillante Persönlichkeiten der Weltgeschichte, von denen man heute annimmt, dass sie Autisten waren – nicht, weil ich glaube, dass sich irgendwann überraschend herausstellen wird, dass mein Sohn eine Art Genie ist, sondern weil sie uns daran erinnern, dass in der menschlichen Zivilisation Bahnbrechendes häufig dadurch geschieht, dass jemand sehr merkwürdige Wege geht und fähig ist, sich auf eine einzige Sache zu konzentrieren. Albert Einstein konnte als Kind nicht richtig sprechen und wiederholte Sätze wie ein Automat, statt ein richtiges Gespräch zu führen. Isaac Newton sprach generell sehr wenig, hatte kaum Freunde und klammerte sich an mehr oder weniger sinnlose Routinen. Wenn beispielsweise ein Vortrag angesetzt war, dann soll er ihn gehalten haben, egal, ob er Zuhörer hatte oder nicht. Thomas Jefferson ertrug laut Alexander Hamilton keinen Augenkontakt und keine lauten

Geräusche. Er war zwar ein brillanter Autor, aber mündliche Kommunikation vermied er. Die Künstler Andy Warhol und Michelangelo, der Schauspieler Dan Aykroyd, der Regisseur Tim Burton ... die Liste ist endlos.

Der Spruch »Kennt man einen Menschen mit Autismus, kennt man einen Menschen mit Autismus« ist in der ASS-Community sehr beliebt. Doch trotz dieser Vielfalt fallen mir drei gemeinsame Nenner ein: Erstens, jeder Mensch mit ASS, den ich kenne, hat Defizite in seiner *theory of mind* (im Deutschen auch »native Theorie«). Die *theory of mind* bezeichnet die Fähigkeit zu erkennen, dass wir Wünsche, Bedürfnisse und eine bestimmte Weltsicht haben – es geht also um die Selbstwahrnehmung. Dazu kommt aber noch das Wissen, dass auch andere Menschen Wünsche und Bedürfnisse und eine Weltsicht haben, die sich von der eigenen unterscheiden. Für einen Autisten ist es dagegen sehr schwierig, bisweilen unmöglich, zu erschließen, was ein anderer Mensch will oder tun wird.

Bildgebende Untersuchungen des Gehirns autistischer Kinder zeigen einen ausgeprägten Unterschied der Durchblutung bestimmter Gehirnareale, von denen man glaubt, dass sie für das Verständnis von Geschichten zuständig sind, also für die Fähigkeit, sich in die Gefühle der Charaktere einzufühlen und vorauszusagen, was sie als Nächstes tun werden. Daran musste ich kürzlich bei einer Veranstaltung in der Förderschule meines Sohnes denken. Ein Junge – vielleicht achtzehn, offensichtlich klug und in gewisser Hinsicht auch sehr gewandt – kam zu mir und umarmte mich. Ein paar Minuten später umarmte er mich wieder. Eine Umarmung – das fühlte sich doch gut an! Warum sollte ich es nicht auch mögen? Jemand nahm ihn beiseite und erklärte ihm, dass es nach fünf Umarmungen einer fremden Frau jetzt auch mal gut sei. Er nickte, wartete, bis die Person verschwunden war, und umarmte mich wieder.

Der zweite gemeinsame Nenner: Alle Menschen mit ASS, die ich kenne, sind in irgendeiner Form verrückt nach Wiederholungen und Details. Wenn ein Thema sie interessiert, können sie nie genug davon bekommen. Diese Leute können wahlweise sehr unterhaltsam oder große Nervensägen sein, je nachdem, wie viel man über, sagen wir mal, Scherwinde und Satelliten-Tornados hören will. (Menschen mit ASS treiben sich sehr häufig in der Meteorologen-Community herum, wie man mir sagt. Und bei Wikipedia. Wenn Sie wissen möchten, wer ständig die Seiten mit den Fahrplänen öffentlicher Verkehrsmittel und die Listen der Gaststars der Sesamstraße überwacht und aktualisiert, brauchen Sie nur bei den Autisten zu suchen.)

Und der dritte gemeinsame Nenner? Objektiv betrachtet, sind sie alle ein bisschen verrückt. Wenn Gus Anfang bis Mitte des zwanzigsten Jahrhunderts geboren wäre, wäre der Druck enorm gewesen, ihn in eine Anstalt zu geben. Selbst der berühmte Kinderarzt Dr. Benjamin Spock, der Müttern 1946 bescheinigte, dass sie mehr wüssten, als sie glaubten, und ihnen dazu riet, ihrem Instinkt zu folgen, plädierte dafür, »debile« Kinder einzuweisen. (»Es wird üblicherweise empfohlen«, so schrieb er, »dies gleich nach der Geburt zu tun, damit Eltern sich nicht zu intensiv mit einem Kind beschäftigen, das sich nicht besonders weit entwickeln wird.«) Und die Vorstellung einer »Endlösung« des Autismus ist nicht bloß ein historisches Kuriosum. In den Niederlanden, wo Sterbehilfe legal ist, und zwar nicht nur bei körperlichen Erkrankungen, die als unheilbar und unerträglich gelten, sondern auch bei psychischen, hat vor ein paar Jahren ein Mann mit Autismus, der sein Leben lang nicht in der Lage war, Freundschaften zu schließen, darum gebeten, sein Leben beenden zu dürfen. Der Wunsch wurde ihm erfüllt.

Fakt ist: Es gibt diese Leute, und sie sind seltsam, gewöhnen Sie sich dran. Neurodivergente Menschen finden sich unter Ihren Nachbarn, Ihren Arbeitskollegen und vielleicht auch unter Ihren Freunde und Ihrer Familie.

Im Alter von vierzehn Jahren ist Augustus John Snowdon mit 1,49 Metern so groß wie ein kräftiger Elfjähriger und wiegt etwa 45 Kilo. Seine dunklen Augen sind so ausdrucksvoll wie die der Kinder auf italienischen Gemälden des 19. Jahrhunderts. Von mir hat er die Hakennase geerbt, und erfreulicherweise steht sie ihm besser als mir, weswegen ich meine operieren ließ. Nicht geerbt hat er meine üppigen jüdischen Locken, stattdessen wurde ihm das Glück glänzender, glatter dunkelbrauner Haare zuteil. Er ist kurzsichtig und seine Brille immer verschmiert.

Gus hat einen Zwillingsbruder, Henry. Henry ist einen Kopf größer als Gus und blond, hat grüne Augen und helle Haut. Die beiden sehen nicht aus, als seien sie verwandt, und schon gar nicht wie Zwillinge. Henry ist neurotypisch, was bei Vierzehnjährigen ein Synonym für »unerträglich« ist. Da er extrem wettbewerbsorientiert ist, schlägt er sich ständig mit einem Problem herum: Wie beweist man seinem Zwillingsbruder, dass man ihm überlegen ist, wenn der sich einen Dreck darum schert, ob er gewinnt oder verliert. Henry versucht es trotzdem immer wieder. Folgendes Gespräch habe ich aufgezeichnet, als die beiden neun waren:

ICH: Gus hat heute wieder einen Zahn verloren.
GUS: Geht die Zahnfee morgen mit mir Züge gucken?
ICH: Nein, aber sie gibt dir Geld.
GUS: Yeah!
HENRY: Wie viel kriegt Gus?
ICH: Fünf Dollar.
GUS: Schon okay. Ich will nur einen Dollar. Und die Züge.
HENRY: Ich hab auch einen, der bald ausfällt.
ICH: Also ist selbst das jetzt ein Wettstreit?
HENRY: Krieg ich mehr, wenn ich ihn mir selber rausziehe?
ICH: Nein. Was hast du denn?
Henry schaut traurig.
ICH: Also gut, in Ordnung.
HENRY: Wie viel mehr?
ICH: Fünf?
HENRY: Also zehn insgesamt?
Zwei Minuten später kommt Henry mit einem blutigen Zahn zurück.
GUS: Wow! Henry hat das wirklich gemacht.
HENRY: Tat mehr weh, als ich dachte. Wären auch fünfzehn drin?

Egal bei welcher Gelegenheit, Gus ist stets Henrys eifrigster Motivator. Das treibt Henry in den Wahnsinn.

Ich weiß nicht, ob man Kindern ihren Autismus ansieht, aber nach zahlreichen Schulveranstaltungen in den vergangenen Jahren glaube ich, dass man ihn auf jeden Fall ihren Müttern ansieht: Deren Haut ist etwas fahler als die der gleichaltrigen Durchschnittsfrau, die Ringe unter ihren Augen sind etwas ausgeprägter, um ihre Lippen spielt ein Lächeln, während ihr Blick nervös herumwandert und sie überlegt, was wohl als Nächstes passiert. Manchmal ist sie stolz, manchmal amüsiert. Aber richtig entspannt ist sie nie.

Was Gus für ein Temperament hat? Nun ja, mein Kind ist mit großer Wahrscheinlichkeit netter als Ihr Kind. Tut mir leid, ist aber so. Ihr Kind ist mit großer Wahrscheinlichkeit schneller, ehrgeiziger und entschlossener, es mit der Welt aufzunehmen. Ihres wird vielleicht irgendwann einen Weltkonzern leiten oder eine Rechtsanwaltskanzlei. Vielleicht wird es menschliche Körper oder Seelen heilen, Kinder großziehen oder einen Marathon laufen. Mein Kind wird nichts dergleichen tun. Ihr Kind wird versuchen, so viele Stufen wie möglich zu erklimmen, und meines wird auf jeder beliebigen Stufe glücklich sein, und ich mit ihm. Aber wenn mein Sohn irgendwann einmal, nur rein hypothetisch, in einem Kaufhaus am Empfang arbeitet und Ihnen einen guten Tag wünscht, dann meint er es von ganzem Herzen.

Mein Kind sagt mir jeden Tag von neuem, wie schön ich bin, und mit »schön« meint es »sauber«. Die Latte liegt also sehr niedrig. Mein Kind kann keinen Ball werfen, kein Hemd zuknöpfen und kein Messer benutzen; manchmal begreift es nicht einmal den Unterschied zwischen Phantasie und Wirklichkeit. Dafür spielt es erstaunlicherweise so bewegend Beethoven auf dem Klavier, dass einem die Tränen kommen. Wenn er einmal irgendwohin gegangen ist, dann findet er dort auch wieder hin, ob in einer Woche, einem Monat oder einem Jahr, wahrscheinlich sogar den Rest seines Lebens. Manchmal glaubt er, dass Maschinen seine Freunde sind, aber was ein menschlicher Freund ist, versteht er nicht wirklich. Aber er spürt, dass er welche hat, und er will immer mehr davon haben.

Er ist das autistische Durchschnittskind. Vielleicht wird er einmal arbeiten oder auch nicht, vielleicht wird er einmal unabhängig leben und Freunde oder eine Beziehung haben können, vielleicht auch nicht. Wie so viele andere Kinder ist er ein geliebtes und zugleich frustrierendes Fragezeichen. Vielleicht ist das auch Ihr Kind, vielleicht ein Kind, das Sie kennen. Über das Sie sich den Kopf zerbrechen. Das Sie lieben.

1
Oh no!

Ich brauchte sieben Jahre und 70 000 Dollar, um schwanger zu werden. Anfangs galt meine Unfruchtbarkeit noch als ein Rätsel, später war die Ursache dann »Weil Sie zu alt sind«. Ich hatte bis dahin fünf, vielleicht auch sechs Fehlgeburten, irgendwann habe ich den Überblick verloren. Als ich schließlich schwanger wurde und blieb, musste ich mich täglich übergeben. Mein Mann John stand dann immer vor dem Badezimmer, in dem ich vor mich hin würgte, und rief zur Unterstützung durch die Tür: »Du musst das Essen bei dir behalten, du bringst die Babys sonst um.« Ich habe während meiner Zwillingsschwangerschaft lediglich acht Kilo zugenommen. Die Zeit nach der Entbindung war die erste und einzige Phase meines Lebens, in der ich dünn war. Als die Plazentas ihren Job hinschmissen, hatte ich einen Notkaiserschnitt in der 33. Woche. John behauptet steif und fest, der Geburtshelfer habe gesagt: »Wir hätten sie beinahe verloren.« Als ehemaliger Opernsänger hat John einen Hang zum Melodramatischen, ich jedenfalls erinnere mich an nichts dergleichen. Aber Henry wog nur 1389 Gramm, Gus 1673 Gramm, und die beiden verbrachten eine Zeitlang auf der Neugeborenen-Intensivstation. Eine babyverrückte Freundin von mir, die eine Elternzeitschrift leitet, kam zu Besuch vorbei. Sie sagte mir, dass sie sofort gesehen habe, wie intelligent Henry sei. Über Gus sagte sie nichts. Einige Monate später wurde bei ihr Speiseröhrenkrebs festgestellt, und als ich an ihrem Krankenhausbett saß, war nicht der richtige Zeitpunkt, um nachzufragen, was sie da in Gus gesehen hatte oder was nicht. Bald darauf starb sie. Ich habe sie sehr gern gehabt. Und frage mich immer noch ...

Habe ich gewusst, dass irgendetwas nicht stimmte? Ja und nein. Ich führte all die kleinen Probleme darauf zurück, dass Gus und Henry Zwillinge und Frühchen waren. Während Gus hypotonisch war, also eine schwache und schlaffe Muskulatur hatte, lag das Problem bei Henry genau entgegengesetzt. »Na ja, entweder er wird mal sehr muskulös, oder er hat eine leichte Form der Zerebralparese«, tröstete mich der Kinderarzt.

Keines von beidem traf zu, wie sich später herausstellte. Doch ihre verzögerte körperliche Entwicklung vernebelte mir den Blick für Gus' mentale Auffälligkeiten. Abgesehen davon, was wusste ich schon? Als Einzelkind hatte ich eine Gesamtsumme von null Stunden in meinem Leben mit Babys verbracht. Wären es Hunde gewesen, dann hätte ich gewusst, dass sie nach etwa zwei Wochen die Augen öffnen und normalerweise spätestens nach acht Monaten damit aufhören würden, an meinen Schuhen zu nagen. Doch sie waren weder Hunde noch Wellensittiche, weder Hamster noch Leguane, noch irgendeine andere Spezies aus der bunten Menagerie an Haustieren, die meine extrem tolerante Mutter mir zu halten gestattet hatte. Also war ihr Verhalten mir fremd. Und in einer perversen Fundamentalopposition zu dem ganzen Babykult in meiner Umgebung – ich lebe in Manhattan, dem Brennpunkt der Helikopterelternschaft – weigerte ich mich, Bücher à la

»Babys erstes Jahr« mit all ihren Meilensteinen und Glücksmomenten überhaupt aufzuschlagen. Gus und Henry hätten vielleicht im Alter von sechs Monaten mit Frack und Zylinder steptanzen müssen, damit ich auf die Idee gekommen wäre, dass irgendetwas Ungewöhnliches vor sich ging.

Aber dann gab es doch einen Moment.

Henry und Gus waren etwa sieben Monate alt. Auch wenn Henrys Kopf enorm groß war und seine obere Körperhälfte dadurch so schwer, dass er beim Sitzen irgendwann vornüberkippte, saß er und griff nach Gegenständen und sah uns an – die üblichen Baby-Tätigkeiten eben. Eines Tages kamen meine Eltern zu Besuch, und ich wollte ihnen zeigen, was ihre Enkelsöhne für Genies waren. Gus saß in seinem Hochstuhl und hatte ein Mobile mit baumelndem Spielzeug vor sich, und natürlich erwartete man, dass er danach greifen und draufpatschen würde. In den folgenden Jahren konnte ich ihn kaum mehr davon überzeugen, irgendetwas *nicht* kreiseln zu lassen, aber in einem Alter, in dem es angemessen war, ja, von ihm erwartet wurde, dass er bunte schimmernde Gegenstände herumwirbeln ließ, ignorierte er das Spielzeug direkt vor seiner Nase und starrte ins Nichts.

In der Hoffnung, dass meinen Eltern Gus' absolutes Desinteresse an seiner Umgebung nicht auffallen würde, führte ich seine Händchen und stupste das Spielzeug für ihn an. Immer wieder versuchte ich es, zusammen mit überschwänglichem Lob für sein Tun: »Sehr gut, Süßer! Siehst du das kleine Knautsch-Käferchen? Hau drauf, jawoll! Wusch!« Es war wie in dem Film *Immer Ärger mit Bernie*, in dem Andrew McCarthy und Jonathan Silverman ihren toten Boss spazieren führen wie eine riesige schnauzbärtige Puppe. Meine Eltern waren höflich, lieb und auch ein bisschen ahnungslos und machten

»Aahh« und »Oohh«, und als sie weg waren, stopfte ich das Mobile in den Müllschlucker.

Als die Zwillinge zehn Monate alt waren, schickte uns der Kinderarzt eine Spezialistin für Frühförderung nach Hause. Bei Gus wurde sehr schnell eine »Störung der sensorischen Integration« diagnostiziert, was nach meiner Interpretation nur bedeutete, dass er sich nicht schnell genug eine Sockenpuppe vom Fuß zog. Es wurden natürlich zahllose Tests gemacht, aber ebender ist mir im Gedächtnis geblieben: Eine Therapeutin kam zu uns und setzte ihm eine kleine Puppe auf den Fuß. Meiner Vermutung nach verlief Gus' Denkprozess nun folgendermaßen: »Tststs, da sitzt ein Drachen auf meinem Fuß ... tststs, schau mal, so große Augen ... tststs, Plüsch ... tststs ... okay, jetzt wird's langsam Zeit, dass der runterkommt.« Er starrte das Ding erst mal sehr lange an, während offensichtlich nur ein sofortiges »Runter mit der Puppe!« als normale Reaktion erachtet wird. Dass ein Kind dabei rumtrödelt, bedeutet offenbar, dass es ein geringes taktiles Wahrnehmungsvermögen hat.

Damals fand ich das absurd, genau wie die anderen Hinweise auf Gus' angebliche Abweichungen von der Norm. Gut, was stimmte, mit seinen zehn Monaten steckte er nichts in den Mund (kein Entdeckungsdrang), er sah die Leute, die ihn in die Luft warfen, nicht an und lehnte unbekannte Geschmacksrichtungen und Texturen ab. Die Dame von der Frühförderung versuchte es mir schonend beizubringen: »Es gibt Leute, die können ihr ganzes Leben keine lauten Geräusche ertragen oder finden Massagen unangenehm oder ertragen das Gefühl von Sand nicht, weil ...«

»Weil es fürchterlich ist?«, fragte ich, während ich mich von ihr wegbewegte, um mir zum zehnten Mal an diesem Tag die Hände zu waschen. Die beschrieb ja genau mich! Als Kind hatte ich immer zu schreien angefangen, wenn mich jemand in einen Sandkasten setzen wollte, und mich ekelt es auch vor allem, was schleimig ist: Fisch, Okraschoten, Milch. Ich war begeistert, als ich kürzlich feststellte, dass es dafür ein Wort gibt: Blennophobie. An Halloween nötigte mich meine Cousine einmal, mit ihr zusammen einen Kürbis auszuhöhlen. Das Erlebnis verfolgt mich noch heute. Und doch bin ich zu einer funktionierenden Erwachsenen geworden.

Und dann John. Mein Mann und ich haben nie zusammengewohnt, da sein Apartment ein ehemaliges Musikstudio und daher schalldicht ist. Er hasst laute Geräusche. Außerdem ist er sehr pedantisch, und da ich mich weigere, alle meine Schuhe in fein säuberlich aufgereihten Schachteln zu verstauen und meine Kleidungsstücke nach Art des Stoffes zu sortieren, war uns klar, dass Zusammenleben ein No-go ist. (Unser Arrangement macht die Leute immer höchst neugierig, und ich wurde sogar schon gebeten, ein Buch darüber zu schreiben. Ich kann mir kein kürzeres und langweiligeres Buch vorstellen. Ich habe mir immer die große Liebe voller Hingabe gewünscht, so wie alle anderen Menschen in der Regel auch. Ich habe nur nie verstanden, warum die Voraussetzung dafür ist, dieselben vier Wände zu teilen. So, damit hat sich's, und jetzt müsste ich noch weitere 299 Seiten füllen.)

Aus diesem Grund kam uns vieles, was Gus vom Verhalten normaler Babys unterschied, nicht besonders seltsam vor. Was war schon dabei, dass er immer nur ein Nahrungsmittel auf einmal zu sich nehmen wollte und sich weigerte, überhaupt etwas zu essen, sobald zwei verschiedene auf seinem Teller lagen? Ja, mag sein, er weinte immer zuerst hysterisch und wurde dann katatonisch, wenn er bestimmte Geräusche hörte – das dumpfe Rumpeln eines alten Aufzugs zum Beispiel. Aber was machte das schon aus? Seit wann waren denn leicht exzentrische persönliche Vorlieben gleich eine Krankheit?

In den nächsten paar Jahren machten mein Mann und ich ausgiebig Gebrauch von unserem Lieblingswort: »schrullig«. Gus war schrullig. Seine Langsamkeit war eine Folge der Frühgeburt, ebenso seine geringe Körpergröße. Wenn ein Kind von neun Monaten nur etwas über sechs Kilogramm wiegt, dann ist es doch klar, dass alles etwas länger dauert. Es war schon beunruhigend, dass er mit neun Monaten noch nicht mal ein *golanim* war (so nennt man in Israel Babys, die auf dem Bauch herumrutschen, angelehnt an die Soldaten, die im Sechstagekrieg auf den Golanhöhen mit ihren Gewehren über den Boden robbten). Auch Gus erreichte irgendwann bestimmte Meilensteine, allerdings nicht in einem Zeitrahmen, der echte Panikattacken verhindert hätte. Zum Beispiel lief er – mit achtzehn Monaten. Er wurde sauber – mit dreieinhalb. Es war nicht so, dass er zu faul war, aufs Klo zu gehen, oder nicht kapiert hätte, wozu es gut war. Das tat er sehr wohl. Er schrie nur wie am Spieß, wenn man ihn draufsetzte. Es war so schrecklich, und wir waren so ratlos, dass Henry eingriff und Gus selbst zur Toilette zerrte. Wenn das Manöver fehlschlug, setzte Henry sich aufs Klo und gab seine Hinterlassenschaft dann als die von Gus aus. Als Gus endlich ein paar Worte von sich gab, vermittelte er uns Folgendes: Das Geräusch der Toilettenspülung war für ihn ein Elefant, der in der Schüssel saß, nach ihm griff und ihn hinunterzuziehen versuchte. Nachdem wir daraufhin immer wieder hineingedeutet und »Schau doch, da ist kein Elefant!« gerufen hatten, ging auch Gus aufs Klo, und von da an passierte ihm nie wieder ein Malheur.

Nun, das Sprechen: Nicht, dass er gar keine Wörter kannte.

Er fing spät an zu sprechen, aber bis zum zweiten Lebensjahr hatte er einen gewissen Wortschatz, den er kontinuierlich erweiterte. Das Problem war vielmehr, wie er sprach – nicht mit uns, jedenfalls.

Ich zitiere aus einer E-Mail, die ich einer Freundin schrieb, als Gus etwa achtzehn Monate alt war:

»*Gus spricht noch nicht, aber es ist, als hätten wir einen Beo in der Wohnung: Statt Menschen ahmt er Geräusche nach. Heute Nacht hörte er eine Sirene, und seine Imitation war ziemlich gelungen. Er imitiert das ›Pling‹ der Mikrowelle und das Piepen des Gefrierschranks, wenn die Tür offen steht. Es interessiert ihn mehr, die Maschinen um ihn herum nachzumachen als Menschen. Da ist es doch gut, finde ich, dass er ein Stadtkind ist. Bald kann er Auto-Alarmanlagen, knallende Auspuffe, Busse, die Abgase ausstoßen, und Schießereien nachmachen.*«

Hahaha, mein Kind interessiert sich nicht für Menschen! In der Rückschau erscheint es geradezu grotesk, dass ich hier wortreich eine Marotte beschreibe, die mich wie eine blinkende Warnleuchte auf ein ernsteres Problem hätte hinweisen sollen.

Gus' schwacher Muskeltonus erstreckte sich auch auf seine Zunge, weswegen er sehr schwer zu verstehen war. Das hätte uns allerdings weniger bekümmert, wenn er wenigstens *mit uns* geredet hätte. Stattdessen begrüßte er mich morgens mit einem Strom aus Wörtern, die möglicherweise an den Schrank oder an meine Füße gerichtet waren. Und die Wörter hatten auch nicht notwendigerweise mit dem zu tun, was gerade vorging. Mehrere Jahre lang, vielleicht bis zum Alter von fünf, führte er ausschließlich Monologe. Sie drehten sich zum Beispiel um Jaguare oder Giraffen oder den Buchstaben K, weil er diese Dinge sehr mochte. Es konnten auch Satzbruchstücke sein, die er von einem Spielzeug, dem Fernsehen oder sogar einem anderen Menschen aufgeschnappt hatte; sie waren per se sinnlos, und doch gab er sie mit großem Nachdruck von sich. Das ging auch im Kindergarten so weiter – und selbst dann noch, als er lernte, einen Computer zu benutzen. Er zeigte es uns, wenn er etwas brauchte, aber es kam nie zu einem echten Austausch. John und ich sagten uns, dass Gus doch völlig okay sei, weil er immerhin schon mit drei Jahren lesen konnte; wir weigerten uns allerdings anzuerkennen, dass er nicht verstand, was er las. (Viele autistische Kinder können Wörter entschlüsseln, ohne sie zu verstehen.)

Sein Spracherwerb bestand ausschließlich im Auswendiglernen. Vergessen Sie die Sockenpuppe – wenn Sie wirklich wissen wollen, ob Ihr Kind autistisch ist, überprüfen Sie, wie sehr ihm Mitteilungen im öffentlichen Rundfunk gefallen. Gus' erster Satz, der wie aus dem Nichts kam, lautete: »Die Sendung *Bill Nye the Science Guy* wurde zu großen Teilen von der National Science Foundation, der Corporation for Public Broadcasting und Zuschauern wie Ihnen finanziert.« Nur dass es bei ihm wie »Endungbillneigeiwu ...« klang, weil seine Zunge nicht richtig mitspielte.

Bevor Autismus als eigenständige Krankheit anerkannt wurde, galt er als eine Form kindlicher Schizophrenie, was leicht nachzuvollziehen ist. Für Gus war ein Zusammenhang zwischen Realität und sprachlichem Ausdruck jahrelang bestenfalls schwach ausgeprägt und bisweilen gar nicht existent. Einerseits verfügte Gus über zahlreiche Wörter für Gegenstände und schien zu wissen, was sie bedeuten, selbst wenn wir es nicht wussten. Aber wäre er auf die Idee gekommen, das zu wiederholen, was ich sagte, und so das Sprechen zu üben, wie Kinder es üblicherweise tun? Nein. Im Gegenteil, es wurde immer offensichtlicher, dass Gus, so sehr er eigentlich Wiederholungen liebte und immer noch liebt, niemals dazu gebracht werden konnte, das zu wiederholen, was ich tat, so oft ich es auch vormachte.

Vielleicht gibt es dafür gute Gründe.

Es gibt im Amerikanischen die Redensart »Monkey see, monkey do«, also »Was ein Affe sieht, das macht er nach«. Interessanterweise geht es dabei eben um – genau, Affen. In den frühen 1990er Jahren konnten Wissenschaftler, die das Verhalten von Affen untersuchten, zeigen, dass diese, auch wenn sie erst kurz zuvor gefüttert worden waren, nach Nahrung verlangten, wenn sie den Wissenschaftlern beim Essen zusahen. Zugleich leuchteten auch die Areale im Affenhirn auf, die für Hungersignale zuständig waren. (Die Wissenschaftler sahen das, weil sie den armen Affen Elektroden ins Hirn implantiert hatten. Das ist die Sorte Experimente, die sich eher schlecht an Menschen durchführen lassen.) Die Beobachtung essender Menschen (*monkey see*) stimulierte die gleichen Hirnareale wie ihr eigenes Fressen (*monkey do*). Dieses Phänomen verhalf den Forschern zu der Entdeckung, dass es einzigartige Neuronen im präfrontalen und prämotorischen Cortex gibt, die sogenannten Spiegelneuronen, die uns helfen, Verhalten durch Nachahmung zu erlernen. Spiegelneuronen machen uns möglicherweise auch dann empfänglich für das Verhalten anderer, wenn wir es gar nicht nachahmen wollen. Ein Beispiel: Ihr Freund hat gerade gegähnt – jetzt versuchen Sie mal, *nicht* zu gähnen. Sie verstehen?

2005 untersuchten Wissenschaftler an der University of

California in San Diego mithilfe von Elektroenzephalogrammen (EEG) die Gehirne von neun Personen mit Autismus. Sie stellten fest, dass deren Spiegelneuronen überhaupt nichts »spiegelten«, also nicht auf das reagierten, was andere taten, sondern ausschließlich auf ihre eigenen Handlungen. Die Folgen derart unzuverlässig arbeitender Spiegelneuronen sind tiefgreifend, da diese Nervenzellen nicht nur bei Aktivitäten des Typs »Alle Vögel fliegen hoch« (ein Spiel, das Gus zutiefst verwirrte) eine Rolle spielen, sondern bei allen möglichen Formen des Lernens – vom Halten eines Löffels über Dialogführung bis hin zum Verstehen der Handlungen und Gefühle anderer Menschen.

Wie lernt man, ohne etwas nachzuahmen? Tja, auch Menschen wie Gus lernen irgendwann, aber vielleicht erst nach der tausendsten Wiederholung, nicht schon nach der dritten oder vierten. Bis zum heutigen Tag ist Gus nicht in der Lage, ohne präzise Anweisung seine Zähne richtig zu putzen. Egal wie oft ich es ihm zeige, es bleibt ihm ein Rätsel. Wie so häufig, kommen mir auch in diesem Fall Fernsehen und Kino zu Hilfe. »Reißzähne«, sage ich also, und dank Graf Zahl aus der Sesamstraße weiß er dann, dass er seine Zähne entblößen und sie schrubben soll. Wenn ich es ihm dagegen anhand meiner eigenen Zähne demonstriere, stehen die Chancen fünfzig zu fünfzig, dass er in seinem Gesicht herumbürstet.

»Na ja, wenigstens ist er nicht autistisch, oder?«
Ich zucke immer noch zusammen, wenn ich daran denke, wie oft ich wohlmeinende Menschen – Therapeuten, Lehrer, Erziehungsberater, Freunde, Babysitter, Familienmitglieder – genötigt habe, mir mit einem mitfühlenden Lächeln die er-

wartete Bestätigung zu liefern. Meine Psycho-Frage entsprach exakt der typischen Klamotten-Frage: »Was meinst du, sieht mein Hintern in der Jeans fett aus?« Denn, wissen Sie was? Wenn Sie nachfragen müssen, dann sieht er definitiv fett aus.

Jeder – wirklich jeder – sagte »Nein!«. Die Erzieherin in der schicken Vorschule in Manhattan, aus der er mit vier Jahren rausflog. Der Leiter der normalen öffentlichen Grundschule, in die er mit fünf kam und in der er trotz Vollzeit-Assistent durchrasselte. (Gus war so klein und teilnahmslos, dass eines der Kinder den Lehrer fragte, warum denn ein Baby in ihrer Klasse sei.) Selbst als uns klarwurde, dass er dieses Vorschuljahr wiederholen musste und in eine kostenpflichtige Privatschule für Lernbehinderte kam, sagte uns niemand, dass er autistisch ist. Die Diagnose lautete »nonverbale Lernstörung«, was heißen sollte, dass er nichtverbale Kommunikation nicht verstand. Da bis dahin noch niemand das A-Wort gesagt hatte, dachte ich mir: Hey, alles halb so schlimm! Wirklich schlimm war allerdings, dass er auch aus dieser Schule geworfen wurde, weil ich ihm erstens mit sechs noch keine Medikamente verabreichen wollte und zweitens nicht monatlich mehrere tausend Dollar (die ich nicht hatte) zusätzlich zahlen wollte, um ihm während der gesamten Unterrichtszeit einen persönlichen Begleiter zur Seite zu stellen, der dafür sorgte, dass er nicht aus dem Klassenzimmer lief.

Henry, der nie eine Gelegenheit ausließ, sich zu beschweren, wollte wissen, warum er in die »schwere« öffentliche Schule gehen musste, während sein Bruder an der »leichten« noblen Privatschule die ganze Aufmerksamkeit abbekam. Die öffentliche Schule war exzellent, die Privatschule mittelmäßig und ihr Leiter ein arroganter Schnösel, der uns aufforderte, Gus wieder herunterzunehmen.

Ich jedoch hatte nach jedem Debakel eine Ausrede: Kein Wunder, dass man ihn mit vier aus der Vorschule geworfen hat. Schließlich hing er sehr an einem kleinen Mädchen mit Trennungsangst, und immer wenn sie traurig war, ging er in eine Ecke und weigerte sich, mit irgendwem zu interagieren. Er war einfach hypersensibel! (Das stimmte tatsächlich, nur dass die meisten sensiblen Kinder trotzdem noch funktionierten, im Gegensatz zu Gus.)

Und dass man ihn auch aus der Schule für lernbehinderte Kinder schmiss, lag eben daran, dass er nicht unter Medikamenten stand wie die anderen. (Ich habe überhaupt nichts gegen Medikamente. Ich hatte nur etwas gegen Medikamente zur Behandlung von Unaufmerksamkeit bei einem Kind, das kaum aus dem Kindergarten raus war.)

Gus war sechs, als uns ein freundlicher Neuropsychologe endlich mitteilte, dass Gus »im Spektrum« war. Viel weiß ich nicht mehr von diesem Tag. Aber ich weiß noch, dass John – mein ruppiger, unerschütterlicher, sehr britischer Ehemann – sich an diesem Abend zu Gus ins Bett legte und schluchzte.

In den folgenden Monaten habe auch ich viele Tränen vergossen, vor allem wegen diverser neuropsychologischer Tests und der Schulsuche. Solche Tests eruieren die allgemeinen kognitiven Fähigkeiten des Kindes sowie seine individuellen Stärken und Schwächen.

Wenn ich Freunden erzähle, dass ich mich damals weigerte, mir die Ergebnisse anzusehen, sind sie oft schockiert. Sie begreifen einfach nicht, dass Wissen mit lähmender Angst einhergehen kann. Ich kann das nur mit einer Erfahrung vergleichen: Als Kind hatte ich eine Boa constrictor namens Julius Squeezer als Haustier. Julius hatte leider einen Nachteil: Er verspeiste lebende Mäuse. Ich musste also jede Woche in eine Tierhandlung gehen und, in einem Behälter vom China-Imbiss verpackt, eine fette Maus nach Hause tragen. Ich versuchte immer stark zu sein, wenn ich den kleinen Kerl in Julius' Terrarium fallen ließ. Manchmal versuchte die Maus, sich an den Behälter zu krallen. Vor Angst entleerte sie ihren Darm. Wenn sie dann im Käfig gelandet war, sahen die Maus und Julius sich an und wurden sehr ruhig. Und dann ...

Ich verhielt mich im Angesicht der Fakten so wie die Maus im Angesicht der Schlange.

So verheerend die Diagnose auch war, gab sie doch eine generelle Richtung für Gus' Erziehung vor. Und das Erste, was wir für unser sechsjähriges »besonderes« Kind tun mussten, war, die richtige Schule zu finden. Nach den neuropsychologischen Tests, die er durchlaufen hatte, hätten wir ihn eigentlich in einer »geeigneten« städtischen Schule unterbringen müssen. Unsere Vorstellung davon, was gut für Gus war, war allerdings eine andere. Es gibt öffentliche und private Einrichtungen, und die öffentlichen sehen vor, Kinder mit verschiedensten Einschränkungen zusammenzuwerfen: Aus ihren körperlichen, emotionalen und kognitiven Problemen entsteht dann ein ziemlich wildes Gebräu. Und so sehr ich öffentliche Schulen für Henry befürwortete, so sehr stieß mich der Gedanke ab, dass Gus, mein süßer, unschuldiger, vollkommen wehrloser Sohn, in einem solchen Umfeld auf Kinder mit so einem unberechenbaren Mix aus Schwierigkeiten treffen sollte. Zu dem hochkomplizierten Verfahren, mit dem man sein Kind in bestimmte private Förderschulen bekommt, gehört auch, gegen die Stadt zu prozessieren, damit sie für eine »angemessene« Schulbildung aufkommt. Dazu muss man belegen, dass die städtische Schulverwaltung nicht über die nötigen Ressourcen verfügt, das Kind angemessen zu betreuen. Auch wenn das Verfahren kompliziert ist, so ist es doch immerhin existent, und dafür bin ich unserer Stadt sehr dankbar. Ansonsten wäre uns nur geblieben, entweder die 62 000 Dollar für eine angemessene Schule aufzubringen (wobei angemessen unter anderem einschließt, dass die Eltern nachts ruhig schlafen können) – oder Gus in einer nicht angemessenen, möglicherweise sogar völlig unangemessenen Schule unterzubringen.

Wenn deine Rechtsanwältin dich in die Arme schließt, dann weißt du, dass die Dinge schlecht stehen. »Ganz großartig, Sie weinen einfach morgen bei dem Termin mit der Behörde genauso wie jetzt«, sagte mir Regina Skyer, eine der wenigen Anwälte, die auf Klagen gegen die New Yorker Schulverwaltung spezialisiert sind. Ich liebe Regina. Erstens, weil sie extrem klug ist, und zweitens, weil sie extrem schick ist – die einzige Amerikanerin, die ich kenne, die mit Halstüchern umgehen kann. Zu ihrem Job gehört allerdings auch, die Situation des betreffenden Kindes in den düstersten Farben auszumalen, damit klarwird, dass ausschließlich die Schule, die die Eltern ausgewählt haben, welche auch immer das sein mag, ihm gerecht werden kann. Regina begleitete mich zu der Verhandlung mit der Schulbehörde und schob mir währenddessen ständig Zettel mit stichwortartigen Anweisungen zu, was ich sagen sollte. Mein Favorit, in Großbuchstaben: OHNE ANGEM. SCHULE KIND IN GEFÄNGNIS. Ich hätte das vermutlich laut sagen sollen, aber es ist ziemlich schwierig, einem ganzen Raum voller fremder Leute allen Ernstes zu versichern, dass man überzeugt ist, dass der eigene sechsjährige Sohn unweigerlich im Knast landen wird, wenn sie ihm die Hilfe verweigern.

Regina aber war großartig und leistete einen entscheidenden Beitrag, damit wir Gus in der Learning Spring School unterbrachten, einer Grund- und Mittelschule speziell für Kinder mit ASS. Bis zum heutigen Tag brauche ich nur ihre Kanzlei zu betreten, und schon breche ich in Tränen aus. Bei unserem letzten Treffen, als es darum ging, für ein Kind, das laut Kalender zwölf war, aber aussah wie neun und sich verhielt wie sieben, eine Highschool zu finden, umarmte sie mich und sagte: »Sie wissen doch, nicht jeder kann die erste Geige spielen. In einem Orchester gibt es viele Instrumente.«

Schon klar, dachte ich, aber wird mein Junge überhaupt je in der Lage sein, wenigstens eine Triangel zu halten und Pling zu machen? Wenn ja, dann wäre ich ein sehr, sehr glücklicher Mensch.

In den ersten Jahren nach Gus' Diagnose war ich mir einiger Dinge ganz sicher. Angefangen damit: Mein kleiner Junge würde nie echte Freunde haben. Solange er unter meinem oder seines Bruders Schutz stand, würde ihm niemand etwas zuleide tun ... was aber, wenn uns etwas zustieß? Die typischen Etappen eines guten Lebens – Verabredungen, Partys, erster Job, erste Liebe – würden ihm fremd bleiben. Er würde immer der sein, der den Witz nicht kapiert.

Zu erfahren, dass das eigene Kind »im Spektrum« liegt, ist, als wäre man in dem Film *Men in Black* einer von den normalen Bürgern, die unbekümmert in der Unwissenheit leben, dass die Hälfte ihrer Mitbürger Aliens sind. Wann hatte ich mich vor Gus schon groß mit Autismus beschäftigt? Nun, mit ihm, kommt es mir vor, als wären sie überall, aber nicht jeder kann sie sehen. Als ich erst einmal sehen gelernt hatte, folgten Nächte voller Kummer. Nicht direkt wegen Gus oder meinetwegen, mehr eine Art Kollateralschmerz. Der Kinder in meiner Vergangenheit wegen. Wenn ich es doch damals nur schon gewusst hätte.

Ich erinnerte mich an ein kleines Mädchen in einem leuchtend roten Mantel, der an Ärmeln und Kragen mit Kaninchenfell besetzt war. Alexandra Montenegro. Deine wohlhabenden Eltern haben dich so hübsch angezogen, weil sie vielleicht hofften, dass du mit dem Kaninchenfellmantel, den bauschigen Samtkleidchen, den weißen Strümpfen und den Spangenschuhen aus Lackleder nicht auffallen würdest. Aber du fielst auf. Ich höre noch deine wütenden Schreie, als dir die Mädchen im Pausenhof den Mantel vom Leib rissen, auf den du so stolz warst. Du kauertest auf dem Betonboden, hieltest dir mit den Händen die Ohren zu und schriest, du hämmertest mit deinen Fäusten auf die Erde, als sie um dich herumtanzten, dir den Mantel immer wieder wegzogen und dein Gestammel nachäfften. Steinchen drückten sich in deine weißen Strümpfe, die Schrammen an deinen Armen begannen zu bluten. Wo war deine Lehrerin? (Erst später, als Teenagerinnen, fanden wir heraus, dass sie es in den Pausen mit dem Direktor, dem Dickens-artigen Mr. Snodstock, trieb.) Das war eine dieser dämlichen Privatschulen, in die man mithilfe eines Schecks aufgenommen wurde. Aber Alexandra, warum nur bestanden deine ebenso optimistischen wie ahnungslosen Eltern darauf, dich auf eine Schule zu schicken, in der du immer die Zurückgebliebene sein würdest? Sobald die Schikanen anfingen, lief ich ans andere Ende des Schulhofs und gab vor, die Grashalme zu inspizieren, die aus den Rissen im Pflaster sprossen. Ich habe nie mitgemacht. Ich habe aber auch nichts unternommen, um es zu verhindern. Rein gar nichts.

Dann die staatliche Highschool. Timmy Stavros. Um Himmels willen, Timmy, was haben sich deine Eltern bloß gedacht? Sie ließen dich ungewaschen aus dem Haus, du hast gerochen wie eine Kloake, deine Hosen waren so eng, dass man vorne immer die Wölbung sah, dein schwarzes Haar strotzte vor Fett, und dein Gesicht war völlig verwüstet, nicht Haut mit ein paar Pickeln, sondern Pickel mit ein bisschen Haut drumrum. Du musst auch im Unterricht gewesen sein, aber mir kam es immer so vor, als würdest du nur außerhalb der Schule existieren, du strichst immer um sie herum wie ein Schrottplatzhund. Irgendwelche Jungs haben dir immer irgendwelche sinnlosen Aufträge erteilt, nur damit sie zusehen konnten, wie du gehorsam davoneiltest. Du musst dein halbes Leben damit verbracht haben, zum Hausmeister zu rennen, um nicht vorhandene Probleme in der Schultoilette zu melden.

Und die Mädchen? Die meisten haben dich nur ausgelacht: Einmal habe ich mitbekommen, wie dich eine um ein Date bat und sich dann hysterisch kichernd zu ihren Freundinnen umdrehte und davonlief. Du warst ein Haufen Hormone auf Beinen, dein Blick immer hungrig, aber nie hast du jemanden angesprochen. Ich hatte Angst vor dir, aber ich hatte mir geschworen, dass ich es anders machen würde als bei Alexandra, also sagte ich Hallo zu dir. Nur Hallo, nichts weiter. Ich tat es für mich, nicht für dich, und ich war so ein Nichts, dass ich dachte, du würdest es nicht einmal hören. Aber du hast es gehört. Du hast dann nach dem Unterricht auf mich gewartet. Dein Mund hat sich ein wenig geöffnet, und es lief ein Rinnsal Speichel heraus. Dann hast du mir ein paar Worte zugebellt, die ich nicht verstanden habe, und bist in die andere Richtung davongerannt, deine Schulbücher an die Brust gedrückt. Du bist immer gerannt wie eine Zeichentrickfigur, in der Körpermitte abgeknickt, mit ratternden Beinen, wie ein Road Runner mit Akne und einem ewigen Ständer.

Was passierte, wenn du abends zu deinen Eltern nach Hause kamst? Sagtest du ihnen, dass du einen schönen Tag hattest?

Manche Leute spionieren ihren alten Flammen via Google hinterher. Ich mache das regelmäßig mit Alexandra und Timmy. Timmy lebt immer noch bei seinen Eltern in einem Vorort. Alexandra scheint verschwunden. Alexandra, ich bitte dich inständig um Verzeihung. Ich hoffe, dass du das liest.

2
Warum?

Das Fragespiel, das ich während der Schwangerschaft ständig mit mir selbst gespielt habe, ging so: Wenn etwas mit meinem Kind nicht in Ordnung wäre, welche Anomalien wäre ich zu tolerieren imstande und welche wären inakzeptabel? (Wie Sie sehen, kann man mir in Sachen Anstand nicht gerade ein Spitzenzeugnis ausstellen.) Eine physische Behinderung fand ich generell erträglich. Wenn meinem Baby ein Körperteil fehlen würde, es zu klein oder zu groß wäre oder nur ein Auge hätte, und das mitten auf der Stirn, damit könnte ich fertigwerden. Es gab Chirurgen, daran konnte man arbeiten. Doch beim Gedanken an irgendwelche geistigen Behinderungen war ich ratlos. Ein Kind, das nicht richtig denken kann? Was hätte das für einen Sinn? Wahres Leben ist ohne geistiges Leben nicht möglich.

Dann bekam ich Gus.

Wie alle Eltern von Kindern mit einer Behinderung habe ich viel – vorzugsweise um vier Uhr morgens – darüber nachgedacht, warum Gus autistisch ist. Unterstützt hat mich dabei das Internet, das zahlreiche Ursachen anbietet. Beispielsweise:

WEIL MEIN MANN ALT WAR: Bei Gus' und Henrys Empfängnis war John neunundsechzig. Wir alle wissen um die Problematik alter Eizellen, aber altes Sperma – oder besser gesagt, neues Sperma von einem alten Knacker – ist auch nicht gerade ein Segen. Ein im Mai 2016 im *American Journal of Stem Cells* erschienener Artikel berichtet, dass Kinder von Männern über vierzig fast sechsmal so häufig autistisch sind wie von Männern unter dreißig; auch das Risiko für das Down-Syndrom und Herzfehler ist erhöht. Zurückgeführt wird das auf eine Kumulation von Genmutationen im Sperma älterer Väter.

Moment mal. Über vierzig gilt als »älter«? Und wie sieht es dann mit fast siebzig aus? Was kommt dabei heraus?

WEIL ICH ALT WAR: nämlich vierzig, als Henry und Gus geboren wurden. Es gibt immer mehr Belege dafür, dass auch bei älteren Müttern die Wahrscheinlichkeit wächst, Kinder mit ASS zu bekommen, was nicht nur an Veränderungen der Chromosomen in älteren Eizellen liegt, sondern auch an bestimmten Alterungsprozessen im Uterus. Na großartig. Als wären Hängetitten nicht schon Strafe genug.

WEIL ICH FETT WAR: Na gut, nicht wirklich fett, aber ganz sicher auch nicht schlank. Und umfangreiche epidemiologische Studien haben erwiesen, dass Übergewicht und Schwangerschaftsdiabetes der Mutter das Risiko für Autismus bei den Kindern erhöhen.

WEIL ICH AUF DEM WEG DER IN-VITRO-FERTILISATION ZWILLINGE BEKOMMEN HABE: Es liegt offensichtlich nicht an der Methode an sich, denn bei Einzelgeburten ist kein erhöhtes Autismus-Risiko nachweisbar. Wenn aus der IVF jedoch Zwillinge oder Drillinge hervorgehen, kommt es bei einem der Kinder häufiger zu Autismus, was die Forscher ebenfalls annehmen lässt, dass das Gebärmuttermilieu und die Genetik eine Rolle spielen.

WEIL ICH EIN VITAMIN-JUNKIE WAR: Als ich erst einmal schwanger war, wurde ich ziemlich wählerisch, was die Ernährungsregeln betraf, die ich befolgte. Auf Rauchen und Sushi habe ich großmütig verzichtet, nachdem ich bisher nie damit angefangen hatte. Ich habe keinen Alkohol getrunken, weil es mir nicht schwerfiel und weil ich mich sowieso ständig übergeben musste und deshalb nie Lust darauf hatte (und in den wenigen Fällen, in denen ich doch einen Schluck getrunken habe, habe ich einfach etwas Beruhigendes aus Frankreich darüber gelesen).

Allen Regeln, die mir kein Opfer abverlangten, folgte ich mit großer Begeisterung, weswegen ich anfing, pränatale Vitamine zu schlucken wie Smarties. Unverzichtbar, um Geburtsfehler zu verhindern! Da war ich voll dabei. Aber Moment mal, erst kürzlich habe ich gelesen, dass Untersuchungen der Bloomberg School of Public Health an der Johns Hopkins University ergeben haben, dass ein hoher Folsäurespiegel bei der Geburt mit einem doppelten Autismus-Risiko in Verbindung gebracht wird. Und ein stark erhöhtes Level von Vitamin B12, das ebenfalls in pränatalen Vitaminen enthalten ist, verdreifacht die Wahrscheinlichkeit, dass das Kind Autismus entwickelt. Und wenn der Spiegel von beiden erhöht ist? Bingo! Die Wahrscheinlichkeit, dass das Kind im Spektrum liegt, erhöht sich laut dieser Untersuchung um den Faktor 17,6.

WEGEN 9/11: Am 11. September 2001 stürzten die Türme des World Trade Centers in sich zusammen. Am 25. September 2001 wurden Henry und Gus geboren. Meine Wohnung liegt etwa 800 Meter vom Einsturzort entfernt. Auch wenn ich in den letzten Tagen vor der Geburt in einem Krankenhaus weiter nördlich lag, hatte ich fast zwei Wochen lang den widerlichen metallischen Geruch der Gebäudetrümmer in der Nase. Eine 2014 von Forschern der Harvard School of Public Health veröffentlichte Studie belegt einen deutlichen Zusammenhang zwischen Autismus und Luftverschmutzung vor der Geburt. Kinder, deren Mütter während der Schwangerschaft einer starken Feinstaubbelastung ausgesetzt waren, hätten ein doppelt so hohes Risiko, autistisch zu werden. Nun gut, ich war dieser Luftverschmutzung zwar nur am Ende meiner Schwangerschaft ausgesetzt, nicht zu Beginn, wenn sich beim Embryo offenbar das Hirn entwickelt, aber wer weiß.

WEIL IRGENDWAS MIT JOHN NICHT STIMMT: Ich habe meinen Mann als Opernsänger kennengelernt. Aber in seinen Zwanzigern, bevor er feststellte, dass er Geld damit verdienen konnte, seinen Mund aufzumachen und Lieder zu schmettern, war er Elektroingenieur. Laut diverser britischer Studien haben die Kinder von Ingenieuren etwa doppelt so häufig Autismus, und sogar die Enkelkinder sind noch betroffen. Autismus tritt gehäuft in Gebieten auf, in denen viele Ingenieure arbeiten, so zum Beispiel im Silicon Valley, in Austin / Texas und im Technologiezentrum entlang der Route 128 im Großraum Boston.

Und warum sollten ausgerechnet Ingenieure mehr autistische Kinder bekommen? Nun ja, das liegt nicht per se daran, dass sie Ingenieure sind, sondern daran, dass sie »Systematiker« sind. Also Leute, die davon ausgehen, dass in unserer Welt vorhersehbare, wiederholbare Muster und Gesetze herrschen. Am anderen Ende der menschlichen Skala stehen die Empathiker, die glauben, dass die Welt durch Zufälle und die Unberechenbarkeit menschlicher Emotionen bestimmt wird. Wenn ein Empathiker zum Schauplatz eines Verbrechens kommt, fragt er vermutlich: »Welche Beziehung hatte der Mörder zur getöteten Person?«, während der Systematiker den Fall mithilfe der Blutspuren und der Flugbahn der Pistolenkugel lösen will.

Natürlich liegt die Weltsicht der meisten Menschen irgendwo dazwischen. Aber Ingenieure und Konsorten befinden sich auf der Skala ganz deutlich im systematischen Bereich – genau wie Autisten. Emotionale Beweggründe bleiben ihnen vermutlich lebenslang ein gewisses Rätsel, wie jeder bezeugen kann, der schon einmal mit einem Ingenieur (oder Programmierer oder im Prinzip jedem Menschen, der in einem Labor arbeitet) zu tun hatte. Ich erinnere mich an ein Date in meiner Uni-Zeit. Der Typ wurde später einer der führenden Experten unseres Landes auf dem Gebiet der virtuellen Realität. Ich dachte, wir könnten Body Painting ausprobieren, und zeigte ihm die Farben. Habe ich schon gesagt, dass ich neunzehn war? Wie dem auch sei, er war tatsächlich sehr interessiert – allerdings nur an der chemischen Zusammensetzung der Farben. Er wollte wissen, wie lange es dauerte, bis sie getrocknet waren, ob sie nur ungiftig oder sogar essbar waren und ob die Pigmente halten würden, wenn man sie auf einen reaktionsfähigen Malgrund wie die menschliche Haut auftrug. Sie können sich vorstellen, wie erfreulich unsere Begegnung verlief.

Worauf ich hinauswill: Ingenieure sind nicht gerade für übermäßigen Charme beim Flirten bekannt, und in früheren

Jahrhunderten hätten sie vielleicht überhaupt keine Partner gefunden. Simon Baron-Cohen, Leiter des Autism Research Centre an der Universität Cambridge, mutmaßt, dass ein Grund für den Anstieg der Autismus-Fälle sein könnte, dass auch sozial inkompetente Männer heute leichter eine Partnerin finden und Kinder bekommen können (danke, Tinder!) – häufig mit Frauen, die ebenso technikbegabt und zwischenmenschlich unbeholfen sind. Dementsprechend führt die wachsende Zahl von Kindern, die in Baron-Cohens Ausdrucksweise »Systematiker« sind, in einem Fall zu außergewöhnlichen Talenten, in einem anderen zu starken Einschränkungen. Und manchmal zu beidem.

John hat aus einer früheren Ehe einen Sohn. Karl ist Mitte sechzig, also deutlich älter als ich. Er ist ein ausgezeichneter Maler, Lokalhistoriker und Sammler alter Flaschen. Er hat kein Telefon und schon gar keinen Computer. Er kennt in seinem kleinen Dorf in Nordengland jeden, hat aber keine engen Freunde. Wenn John zweimal jährlich nach England reist, braucht er sich mit seinem Sohn nicht zu verabreden. John geht einfach in die Kneipe, in der Karl seit vierzig Jahren jeden Samstagabend verbringt, und trifft ihn dort an. Karl lebte mit seiner Mutter, Johns Exfrau, zusammen, bis sie starb. Er hat nie geheiratet, hatte nie eine Freundin oder einen Freund. Er scheint zufrieden zu sein.

»In England hätte man *das* zu dieser Zeit niemals in Betracht gezogen«, sagte John mir kürzlich.

Ich mache mir schon so meine Gedanken über John. Ich habe ihn bereits öfter gebeten, einen kleinen psychologischen Test zu machen, um den sogenannten Autismus-Spektrum-Quotienten zu ermitteln. Aber irgendwie ist er immer zu beschäftigt.

WEIL MIT MIR ETWAS NICHT STIMMT: Menschen mit einer Autismus-Spektrum-Störung haben sehr häufig Probleme mit ihrem sensorischen System, was bedeutet, dass sie entweder zu schwach oder zu stark auf bestimmte Reize der Umgebung reagieren. Wie genau diese Beeinträchtigung im Gehirn zustande kommt, ist unklar. Es hängt wohl von der Interaktion zwischen den Rezeptoren (Sinneszellen) des peripheren Nervensystems (Körper ohne Gehirn und Rückenmark) und dem zentralen Nervensystem zusammen. Bei manchen Individuen trifft beides zusammen, sie reagieren überdurchschnittlich in der einen Situation und unterdurchschnittlich in der anderen. Gus zum Beispiel ist höchst sensibel, was Wärme angeht. Er nimmt nur Nahrung in Zimmertemperatur zu sich und wäscht sich mit Wasser, das anderen Menschen deutlich zu kalt wäre. Umgekehrt ist sein räumliches Vorstellungsvermögen sehr schwach ausgeprägt. Nach wie vor rempelt er Leute auf der Straße an, und ich muss ihn ständig an den Schultern packen und wegschieben, damit er nicht in einem Abstand von drei Zentimetern von meinem Gesicht auf mich einredet.

Etwas weniger, aber immer noch deutlich ausgeprägt habe ich die gleichen Probleme. Allein etwas Klebriges zu berühren kann mir den ganzen Vormittag ruinieren. Ich besitze eine umfangreiche Sammlung von Massage-Gutscheinen, Geschenke von wohlmeinenden Freundinnen, die meine persönliche Regel nicht kennen: Angefasst werden will ich nur beim Sex. Und wenn mir schlecht ist, habe ich häufig Empfindungen von Synästhesie, das heißt, die verschiedenen Sinne wie Sehen, Hören und Geschmack vermischen sich auf merkwürdige Weise. Als mir beispielsweise während meiner Schwangerschaft morgens übel war, musste ich ganz still mit geschlossenen Augen liegen bleiben. Ich hatte rote Wände im Schlafzimmer, und wenn ich sie ansah, schmeckte und roch ich verwesendes Fleisch.

WEIL ICH EIN WRACK WAR: Bis vor kurzem zeigten Studien einen schwachen Zusammenhang zwischen der Einnahme von Antidepressiva und einer wachsenden Zahl von Kindern mit ASS. Inzwischen hat das Mass General Hospital diesen offenbar widerlegt. Zwischen Müttern mit Depressionen und Angstzuständen und Autismus-Spektrum-Störungen gibt es aber nach wie vor einen Zusammenhang. Ich habe keine Antidepressiva genommen, aber vielleicht hätte ich es tun sollen, denn tatsächlich hatte ich unaufhörlich schreckliche Angst: Geldsorgen, die ständige Übelkeit, die Befürchtung, dass ich nicht die Geduld haben würde, einem Kind, geschweige denn zweien, eine gute Mutter zu sein. Und dazu ein alternder Ehemann, der es mir nicht abkaufen wollte, wenn ich ihm versicherte: »Wenn der senile Larry King es geschafft hat, dann schaffst du es auch.« All das zusammen führte zu einer zutiefst unglücklichen Schwangerschaft. Hat vielleicht ein Übermaß des Stresshormons Cortisol Gus' winziges Hirn ruiniert? Noch heute sehe ich eine direkte Verbindung zwischen dieser Zeit in meinem Leben und seinen eigenen irrationalen Ängsten. Immer, wenn Gus sich während eines Gewitters im Wandschrank versteckt, denke ich: Hätte ich mal bloß Schwangerschaftsyoga gemacht!

Kurz zusammengefasst:

> älterer Vater + Reproduktionstechnologie + Zwillinge
> = dreifach böses Omen.

Das sind die drei Hauptrisikofaktoren für Autismus. Bei mir kamen alle drei zusammen.

Aber es gab auch noch eine weitere Möglichkeit:

WEIL ICH EIN HERZLOSES BIEST BIN: Vor ein paar Tagen sagte Henry zu mir: »Du bist die geborene Mutter.«

Hahaha, dass ich nicht lache!

Nachdem Henry und Gus per Notkaiserschnitt auf die Welt gekommen waren, habe ich sie vierundzwanzig Stunden lang nicht gesehen. Nicht, weil ich nicht durfte. Mir war einfach nicht danach, mich zu bewegen. Ich hatte dem Krankenhauspersonal bereits deutlich gemacht, dass ich nicht stillen würde. Abwechselnd schlief ich oder drückte wie eine Laborratte den Knopf für die Morphin-Infusion. Meine Freunde und meine Familie sahen meine Kinder noch vor mir.

In den folgenden Monaten engagierte ich eine Säuglingspflegerin, die ich mir eigentlich nicht leisten konnte, nur weil ich unbedingt weiter arbeiten wollte und mir klar war, dass das bei ständigem Schlafentzug unmöglich sein würde. Das war aber nur ein Grund. Der andere war, dass mir Säuglinge tendenziell Angst einjagten. Dass ich nun zwei in der Größe von Grillhähnchen hatte, die ein bisschen wie das Baby in *Eraserhead* aussahen, machte die Sache nicht besser. Auch John war alles andere als eine Quelle des Trostes. Im Nachhinein ist es verständlich, dass ein Mann seines Alters, der bereits einen erwachsenen Sohn hatte (der älter war als seine aktuelle Ehefrau), sich bei der Säuglingspflege nicht besonders einbringen würde. Er hat nie auch nur eine Windel gewechselt und neigte zu Aussprüchen wie »Kinder zerstören dir die Seele«. Letztendlich erwies er sich sogar als geduldiger und fürsorglicher als ich. Damals jedoch verbrachte ich einen großen

Teil meiner freien Zeit entweder mit Heulen oder damit, mir auf Match.com Männer anzusehen. Viele von ihnen, so machte ich mir Mut, wussten zwar noch nicht, dass sie dringend eine einundvierzigjährige Frau mit Zwillingen brauchten, es würde ihnen aber sofort klarwerden, wenn sie mich erst einmal zu Gesicht bekämen.

Meine Liebe zu Henry und Gus kam unausweichlich, aber sehr allmählich. Die ersten sechs Monate waren brutal.

Auch wenn die These bereits seit vielen Jahren widerlegt ist: Jede Mutter eines autistischen Kindes stolpert hin und wieder über den Begriff »Kühlschrankmutter«, den der berühmte Psychologe Bruno Bettelheim populär gemacht hat. (Eigentlich war er Holzhändler und studierte dann an einer österreichischen Universität Philosophie. Nachdem er in die USA ausgewandert war, erfand er sich als Kinderpsychologe neu.)

Autismus fand durch einen 1948 in der Zeitschrift *Time* erschienenen Artikel Eingang in die Populärkultur. Er hatte den Titel »Frosted Children« und berichtete über die Arbeit des Psychiaters Leo Kanner, der 1943 erstmals »frühkindlichen Autismus« als Krankheit identifizierte. Kanner ging immer davon aus, dass Autismus angeboren ist, spekulierte aber – vielleicht etwas unklug – darüber, dass die Eltern dieser »Schizophrenen im Windelalter« (so die Wortwahl des Artikels) ungewöhnlich kaltherzige Persönlichkeiten seien, die in weniger gebildeten Schichten praktisch nicht vorkämen. Später kam Kanner zu dem Schluss, dass die Eltern selbst Spuren autistischen Verhaltens aufweisen, die dann bei ihren Kindern zur vollen Entfaltung kommen – anders ausgedrückt, die Eltern vererben ihre autistischen Verhaltenszüge.

Bruno Bettelheim, der an der Universität Chicago die Sonia Shankman Orthogenic School für psychisch gestörte Kinder leitete, sah das jedoch anders. Er glaubte, dass die emotionale Kälte der Eltern den Autismus *verursachte*. Es war folgende Argumentation in seinem Bestseller *Die Geburt des Selbst*, die mich besonders erschreckte: »In diesem Buch begegnet der Leser immer wieder meiner Überzeugung, dass der beschleunigende Faktor beim infantilen Autismus im Wunsch des Elternteils besteht, das Kind möge nicht existieren [...]. Es dreht sich darum, dass Säuglinge, die vom Menschen total im Stich gelassen werden, bevor sie sich aus eigener Kraft entwickeln können, den Tod finden. Wird jedoch körperlich in einer Weise für sie gesorgt, die ihr Überleben ermöglicht, während sie in emotionaler Hinsicht im Stich gelassen oder überfordert werden, so werden sie autistisch.«

Und warum hätte ich mich dann jahrelang mit Fruchtbarkeitsmedikamenten vollstopfen und Sex nach Plan haben sollen, wenn ich mir gar keine Kinder wünschte? In dunklen Momenten kam ich allerdings ins Grübeln: Waren all die Fehlgeburten der Versuch meines Kopfes, den Körper zu dem zu bringen, was ich eigentlich wollte?

Wenn ich dann immer noch weitere Gründe brauchte, mir Vorwürfe zu machen, las ich etwas über die Rolle der Gene bei der Entwicklung des Gehirns, genauer gesagt, über die mehr als zweihundert Mutationen, die man bei Kindern mit ASS findet. Sind einige davon relevant? Keine? Alle? Ich erfuhr von Experimenten mit Mäusen. Damit wurde nachgewiesen, dass bestimmte Virusinfektionen während der Trächtigkeit bei ihren Jungen autistische Symptome verursachen. Hatte ich mir vielleicht in der Schwangerschaft irgendeinen Virus eingefangen, der eine Hirnschädigung nach sich zog? Keine Ahnung, ich war ja zu beschäftigt mit Kotzen.

Es gibt immer noch Tage, in denen ich mich angesichts

der vielen Möglichkeiten, wie ich Gus' Autismus verschuldet haben könnte, in eine Hysterie hineinsteigere. Doch einerseits gibt es diese schrecklichen Theorien und andererseits diesen wunderbaren kleinen Menschen. Ich sehe dann Gus, die Person, und nicht Gus, die psychische Erkrankung. Und dann, verdammt nochmal, beruhige ich mich wieder.

3
Und wieder und wieder und wieder

ICH: Habe ich schon erwähnt, wie gut du aussiehst?
GUS: Ja.
ICH: Habe ich schon erwähnt, dass ich dich liebhabe?
GUS: Ja. Und habe ich schon erwähnt, dass du unartig bist?
ICH: Mir doch egal.
Gus gluckst vor sich hin.
GUS: Was ist der Höhepunkt deines Tages?
ICH: Dich ins Bett zu bringen.
GUS: Und Tiefpunkte?
ICH: Keine Tiefpunkte. Und bei dir?
GUS: Der Höhepunkt ist, wenn du mich ins Bett bringst. Keine Tiefpunkte.
ICH: Also, jetzt habe ich noch eine Frage an dich ...
Gus bekommt glänzende Augen. Er kann es kaum erwarten.
ICH: Bist du mein Schätzchen?
ER: Jaaa! Ja, ich bin dein Schätzchen.

»Im Ernst, Mama? Ihr macht das immer noch?«, fragt Henry ungläubig, als er unseren abendlichen Katechismus einmal mithört. Mit seinen vierzehn Jahren verlässt Henry abends sein Zimmer bestenfalls, um die zweieinhalb Meter bis zum Kühlschrank zurückzulegen und sich einen Snack zu holen, was erklärt, dass ich unser Ritual ein paar Jahre vor ihm verbergen konnte. Zehn Jahre, um genau zu sein. Henry glaubt, dass man alle Probleme mit Logik lösen kann.

»Zuerst einmal stimmt das gar nicht«, fängt Henry an. »So gut sieht er offen gestanden gar nicht aus, und wenn es der Höhepunkt deines Tages ist, ihn ins Bett zu bringen, dann wird es höchste Zeit, dass du dein Leben änderst. Und zweitens ist es auch noch Quatsch. Wenn er sagt, dass du unartig bist und du darauf ›Mir doch egal‹ antwortest, bist du eigentlich nie auf die Idee gekommen, diese Behauptung in Frage zu stellen?«

»Es bringt ihn zum Lachen«, erkläre ich etwas gereizt.

»Ich weiß ... aber es hat ihn schon zum Lachen gebracht, als er *fünf* war. Warum macht ihr das denn immer noch???«

Tja, warum? Warum lasse ich zu, dass er immer das Gleiche isst, die gleichen Schlafanzüge trägt, die gleichen Videos glotzt, mir zum Abendessen den immer gleichen Wetterbericht liefert und seine Plüschtiere aus dem Mülleimer rettet, wenn ich versuche, sie zu entsorgen? (»Sie schlafen gern bei mir.«) Diese kleinen Spleens spielen keine große Rolle. Andere schon, denn sie offenbaren seine Unfähigkeit (oder Weigerung), aus Erfahrung zu lernen.

Als ein Brief von Gus' Schule kam, es gebe hinsichtlich seiner Körperhygiene Grund zur Sorge, war ich am Boden zerstört. Ich habe meine Söhne mit ständigen Aufforderungen zum Zähneputzen, Duschen und Händewaschen so genervt, dass es fast an ein Wunder grenzt, dass ich bei ihnen keine Zwangsstörung verursacht habe. Unzählige Male habe ich Gus erklärt, dass er, gerade weil er autistisch ist, darauf achten muss, besonders »gut auszusehen« (wie er es nennt), damit andere Menschen, auch wenn er anders ist als sie, sich nicht abgestoßen fühlen. Daran glaube ich, und ich sage ihm das jeden Tag. Aber irgendwann kommt man als Mutter an den Punkt, an dem man seinem Sohn nicht mehr die Haare waschen möchte, und er möchte das auch nicht mehr. Das Problem besteht darin, dass Gus einfach nicht kapieren will, dass man das Shampoo ausspülen muss. Er kann und will seinen Kopf nicht nach hinten beugen und sein Haar komplett unter den Wasserstrahl halten. Offenbar fürchtet er, Wasser zu schlucken und zu ersticken. Wenn ich ihn nicht mit körperlicher Gewalt dazu zwinge, sammelt sich nach und nach immer mehr Shampoo in seinem Haar an, und er sieht irgendwann aus wie Johnny Rotten. Eigentlich keine große Sache – und dann doch wieder. Ich könnte heulen angesichts seiner vor Shampoo strotzenden Haare. Natürlich könnte ich das Problem lösen, indem ich ihm die Haare raspelkurz schneide. Einmal habe ich das in der Vergangenheit gewagt. Doch dann hat sein opernsingender Vater, dessen Vorstellung von Männerfrisuren von seinen vielen Auftritten in *Samson und Dalila* über Gebühr beeinflusst wurde, ganz furchtbar traurig dreingesehen.

Alle Kinder lieben und brauchen ein gewisses Maß an Routine in ihrem Leben. Aber die meisten kommen auch mit Abwechslung gut zurecht. Autisten dagegen sind auf Vorhersagbarkeit programmiert. Das immer Gleiche ist das, worauf Gus abfährt.

Ich muss vorsichtig sein, welche Geräusche ich in seiner Nähe mache, denn wenn ihm eines gefällt, dann wird er es bis in alle Ewigkeit von mir hören wollen. Und in der Regel müssen Wörter gesungen werden, nicht gesprochen. Er putzt zum Beispiel nur Zähne, wenn ich »Minze« singe, oder wäscht seine Hände nur, wenn ich in zweifelndem Ton »Handflächen?« frage. (Jahrelang haben ihn seine Lehrer »den Jungen ohne Hände« genannt, weil er es nicht ertragen hat, dass etwas seine Handflächen berührte. Nur seine Fingerspitzen haben je Wasser berührt. Daher weise ich immer extra auf die Handflächen hin.) Und beim Essen? Seit er feste Nahrung zu sich nehmen kann, bekommt er jeden Morgen einen Teller mit Apfel, Banane und den immer gleichen Cheerios-Frühstücksflocken und jeden Abend den gleichen Milchreis. (Es muss auch immer die gleiche Apfelsorte sein. Als wir einmal im Herbst Äpfel pflücken waren, hat er zwar mit Feuereifer mitgemacht, aber keinen davon probieren wollen, weil er wusste, dass es keine Fuji waren.) Ausnahmslos jeden Freitagabend gibt es Chicken Fingers und Pommes frites vom griechischen Imbiss um die Ecke, und Kartoffeln existieren für ihn nur als Kartoffelpüree. Pro Tag vertilgt er eine Avocado. Kein Gemüse, keinen Reis, kein Brot, keine Nudeln. Er will immer genau das Gleiche essen, und es schmeckt ihm auch, egal wie oft er es schon vorgesetzt bekam.

Als umgänglicher Mensch und im Gegensatz zu vielen anderen Jugendlichen mit ASS bekommt er nicht sofort einen Nervenzusammenbruch, wenn seine Routinen durchbrochen werden. Wenn wir einen etwas anderen Weg zur Schule nehmen, wirft er sich nicht gleich zu Boden, sondern zittert nur leicht. Wenn ein Zug einmal unerwartet in einem Tunnel anhält, laufen ihm vielleicht Tränen übers Gesicht, aber er bekommt keinen Wutanfall. Und angenommen, eine U-Bahn wurde umgeleitet und statt der fahrplanmäßigen Linie B kommt eine E, kann ich verhindern, dass er panisch wird, indem ich behaupte, dass es ein »Zauber-Zug« sei. Zu behaupten, etwas oder jemand sei »magisch« oder »verzaubert«, ist generell eine gute Methode, um den Schrecken abzumildern. Deshalb ist auch der Vertretungslehrer an der Schule – also eine unerwartete Person – für Gus so etwas wie ein Zauberer.

Dennoch ist seine Angst vor dem Unbekannten immer präsent. Wenn er auf seiner Lieblingswebsite Weather.com erfährt, dass ein Gewitter bevorsteht, kann ihn kein wie immer geartetes Argument davon abhalten, in Tränen auszubrechen. »Ich weiß, dass es mir nichts tun wird«, erklärt er, wenn er sein Bettzeug schnappt und in den Wandschrank stopft, wo er die Nacht verbringen wird. »Aber ich mag das Geräusch einfach nicht.«

Und auch wenn das stimmt, liegt es nicht wirklich daran. Es ist die Unsicherheit. Daher war ich sehr stolz auf mich, als ich ein Gerät auftrieb, mit dem sich in einem gewissen Radius Blitze vorhersagen ließen. Ich fand die Idee großartig (»Schau mal, Schätzchen, so weißt du es immer im Voraus!«), bis ich herausfand, dass das Gebiet einen Umkreis von etwa vierzig Kilometern umfasste. Das war vielleicht auf einer einsamen Farm mitten in Kansas hilfreich, nicht aber in New York, wo ein Blitz in einem Umkreis von vierzig Kilometern gar nichts zu bedeuten hat – außer dass mein verängstigtes Kind ununterbrochen auf der Hut vor Gewittern ist, die es nie mitbekommen würde, wenn ich ihm nicht eben erst dieses dämliche Gerät gekauft hätte.

Ich musste den Apparat verschwinden lassen, aber erst nach einigen trostlosen Nächten im Wandschrank. Inzwischen kann er mit Statistik etwas anfangen, und es stimmt ihn froh, wenn AccuWeather.com eine Gewitterwahrscheinlichkeit von zwanzig Prozent und weniger vorhersagt. Doch Henry kann Gus nach wie vor dazu bringen, voller Panik zum Computer zu stürzen, einfach indem er sagt: »Hey, Gus, liegt die Wahrscheinlichkeit für Gewitter heute Abend nicht bei fünfundsiebzig Prozent? Willst du nicht mal nachsehen?«

———

»Was ist schon dabei, wenn er Rituale mag? Ich verstehe nicht, warum dich das so sorgt«, sagt John, nachdem er und Gus das Gespräch über Änderungen im Zugfahrplan zu Ende gebracht haben, das sie, seit Gus sprechen kann, jeden Abend führen. Dann stellt John fest, dass die Musik oben zu laut ist, schreit eine Beschwerde in Richtung seiner Söhne, wo er eigentlich weiß, dass sie ihn nicht hören, und isst weiter eines der fünf oder sechs für ihn akzeptablen Gerichte, die er seit dreiundachtzig Jahren ständig isst.

Sein Faible für Gleichförmigkeit war es, was mich als Erstes an meinem Mann anzog. Nach einem Leben voller chaotischer Beziehungen, bei denen – das kann man ohne Übertreibung sagen – Treue keine besondere Rolle spielte, bot John mir Wärme und Beständigkeit. Weil er ein Mensch mit äußerst starren Gewohnheiten war, ging ich davon aus, dass ich ihm nie langweilig werden würde. Was spielt es da schon für eine Rolle, dass er täglich das auf gleiche Weise zubereitete geschmacksneutrale und verkochte Essen zu sich nehmen will? Es macht ihn nun mal glücklich. Er sucht noch immer nach den Anzügen mit weißem Revers, die er schon in den 1950ern getragen hat; er lehnt es ab, in Restaurants zu gehen, »weil man nie weiß, was die einem ins Essen schmuggeln«; er wechselt eine einmal gefasste Meinung nie wieder; er weigert sich, mit einem Computer umgehen zu lernen, und schimpft auf die sozialen Medien: »Warum muss die ganze Welt wissen, was man treibt?«

Er liebt klassische Musik und liest jedes Jahr die gleichen

großartigen Bücher wieder. Ich bewunderte seinen Intellekt, wenn ich mich auch zugleich wunderte, warum er auf alles Neue überhaupt nicht neugierig war. Und sexuell ... habe ich das mit dem Niemals-langweilig-werden schon erwähnt? Ich musste mich nur mal nach links bewegen oder von rechts küssen und schon war ich für ihn die wilde Liebhaberin. Das milderte meine tief verwurzelte Unsicherheit. Dass er nicht mit mir zusammenleben wollte, weil mein Leben zu chaotisch war, passte mir ausgezeichnet in den Kram. Wenn einen jemand liebt, der sich aber aufregt, weil die Kissen auf dem Bett nicht ordentlich aufgereiht sind oder seine Lieblingstasse nicht in dem Teil des Schranks steht, wo er sie immer haben will, dann kommt man auch selbst zu dem Schluss, dass Zusammenwohnen keine so schlaue Idee ist.

Deshalb kam mir Gus' Hang zur Routine nicht besonders merkwürdig vor. Ich bin mir gar nicht mehr sicher, wann mir auffiel, dass seine Begeisterung für Wiederholungen die anderer Kleinkinder weit überstieg. Vielleicht war es der Mozart-Musikwürfel, den er mit sich herumschleppte, bis er sieben war, um darauf die immer gleichen Melodien in der immer gleichen Reihenfolge immer wieder abzuspielen. Vielleicht war es auch die Tatsache, dass er wie sein Vater keinen Raum verlassen konnte, ohne vorher alles wieder in Ordnung zu bringen und alle Schubladen zu schließen (manche Zwangshandlungen sind sehr nützlich!). Diese Anziehungskraft des Bekannten ist uns doch in bestimmten Bereichen allen vertraut – vor allem in der Musik, aber auch bei Gedichten oder Zitaten aus Lieblingsbüchern. Bei mir ist es der Anfang meines Lieblingsromans aus dem 20. Jahrhunderts: »Lolita, Licht meines Lebens, Feuer meiner Lenden. Meine Sünde, meine Seele. Lo-li-ta: die Zungenspitze macht drei Sprünge den Gaumen hinab und tippt bei drei gegen die Zähne.« Also wirklich, das ist doch zeitlos.

Aber könnte man dasselbe über ein Video von den hölzernen Rolltreppen im Kaufhaus Macy's behaupten? Der Film auf YouTube dauert fünfzehn Minuten. Irgendein Typ hat sich selbst dabei gefilmt, wie er Stockwerk um Stockwerk hinauffährt. Als ich zum letzten Mal nachschaute, hatte das Video 430 469 Aufrufe. Ich bin mir ziemlich sicher, dass erstens jeder, der sich diesen Film in Gänze angesehen hat, im Spektrum ist und zweitens 300 000 Aufrufe davon auf das Konto von Gus gehen.

Gus hat ein Wort für alles Ungewohnte, und das lautet »Nein«. Als ich ihm sagte, dass ich die Vorhänge und Bettdecke in seinem Zimmer austauschen oder vielleicht wenigstens die mit Fingern gemalten Bilder aus der zweiten Klasse abnehmen wolle, sah er mich flehend an und sagte das, was er über fast alles sagt: »Mommy, ich mag die alten Sachen einfach am liebsten.«

Alle Eltern und Betreuer von Menschen mit Autismus haben eine Immer-das-Gleiche-Geschichte auf Lager. Meine Freundin Michele erinnert sich, wie ihr Bruder es geschafft hat, ihre Zwillinge zu ihr ins Krankenhaus zu bringen, als sie ihr drittes Kind bekommen hatte. Einer der Zwillinge ist im Spektrum. Sie fuhren drei Tage lang immer wieder mit der U-Bahn. »Mein Bruder musste durch alle Waggons laufen und Passagiere bitten, sich umzusetzen, weil mein Sohn Jack nur auf gelben, keinesfalls auf orangen Sitzen Platz nehmen wollte. Die Leute deuteten auf freie Sitze, aber mein Bruder sagte dann: ›Das geht nicht, er muss gelb sein.‹ Er hat nicht mal erklärt, warum. Er sagte einfach: ›Nö, er braucht einen gelben Sitz.‹«

Im April 2016 erklärte ein Artikel auf *Spectrum*, einer Website mit Nachrichten aus der Autismusforschung, warum bis zu vierundachtzig Prozent der Kinder mit Autismus ein hohes Angstlevel haben und bis zu siebzig Prozent in irgendeiner Hinsicht sensorisch sehr empfindlich reagieren: Sie sind ganz schlecht darin, die Zukunft vorauszusehen, weil sie sehr häufig die entsprechenden Hinweise nicht mitbekommen. Aber zugleich sind sie auch nicht wie Hunde, die ausschließlich im Hier und Jetzt leben. Sie wissen ganz genau, dass es eine Zukunft gibt. Wenn man beides kombiniert – zu wissen, dass die Zukunft kommt, aber ganz schlecht beurteilen zu können, was sie bringen wird –, dann versteht man viel besser, wie beruhigend es ist, dass das Frühstück *immer* aus Äpfeln, Bananen und Cheerios besteht.

Wiederholungen geben uns überdies ein Gefühl der Kompetenz, ein Phänomen, das nicht nur Autisten kennen. David Kleeman, ein Freund von mir und in den USA ein führender Experte im Bereich Kindermedien, hat mir erklärt, dass Wiederholungen sehr bewusst in Kindersendungen eingebaut werden: »Nickelodeon bringt die gleiche Episode von *Blue's Clue* fünf Tage hintereinander«, erzählte er mir. »Am ersten Tag ist sie für die Kinder neu. Am zweiten Tag schon vertraut. Am dritten bis fünften Tag kann das Kind schon vorhersehen, was passieren wird, und fühlt sich schlau.« Als Gus klein war, scheiterte er immer krachend an Tests, bei denen Kinder einen Stapel Karten in eine Reihenfolge bringen sollen, die eine logische Geschichte ergibt. Auch jetzt ist er darin noch nicht viel besser, weil seine Fähigkeit, Schlüsse zu ziehen, eingeschränkt ist. Daher muss es sich für ihn ganz außergewöhnlich gut anfühlen, etwas voraussehen zu können, und so sieht er sich noch heute Folgen der *Sesamstraße* an. Er spricht dann den gesamten Text mit oder spielt verschiedene Rollen – eine besondere Affinität hat er zu Ernie. Wenn Sie nun meinen, dass das bei einem Teenager beunruhigend, ja alarmierend ist, dann haben Sie wohl recht, aber alles ist relativ. Immerhin hat er endlich genug von den *Teletubbies*. Oder er ist inzwischen gerissen genug, es vor mir zu verbergen. In jedem Fall: Hurra!

Und schließlich besteht auch immer die Möglichkeit, dass das, was für mich quälende Gleichförmigkeit bedeutet, für ihn höchst spannende Details bereithält. Jahrelang unterbrach Gus jede beliebige Tätigkeit, um sich den Rettungswagen anzusehen, der gerade unter unserem Fenster vorbeifuhr, und in der Regel konnte er sagen, aus welchem Krankenhaus er kam. Ich dachte, er hätte einfach so gute Augen, dass er die Aufschrift erfassen konnte, wenn sie vorbeirasten. Dann entdeckte ich allerdings, dass er kurzsichtig ist. Aber das spielt keine Rolle, er weiß es auch im Dunkeln. Es stellte sich nämlich heraus, dass die Sirenen einen marginal unterschiedlichen Klang haben – und weil er sich immer Krankenwagen auf YouTube ansah, konnte er den Klang dem jeweiligen Krankenhaus zuordnen und wusste so, welcher gerade bei uns vorbeifuhr. Damit gebe ich immer an, wenn ich mit anderen Eltern autistischer Kinder zusammentreffe und wir unser Lieblingsspiel spielen: »Warum bloß lässt sich so eine Fähigkeit nicht vermarkten?« Sicher, andere Mütter sprechen über Zensuren und zu wie vielen Partys ihr Kind eingeladen wird. Aber kann Ihr Kind am Geruch erkennen, welches Familienmitglied auf einem bestimmten Kissen geschlafen hat? Oder kann Ihr kleines Genie früher als jeder andere sagen, wann Lebensmittel verderben? Der Sohn meiner Freundin Andrea erinnert sich an alles, was an einem bestimmten Datum los war – »aber nur, was ihm selbst passiert ist. Es kann ein ereignisreicher Ausflug zu einem Vergnügungspark gewesen sein oder ein bedeutungsloser Gang zum Supermarkt. Es kann Jahre zurückliegen, er kann alles an jenem Tag in chronologischer Reihenfolge aufzählen. Wenn man so ein Gedächtnis doch nur in der Wissenschaft einsetzen könnte.«

Ja, wenn man das nur könnte.

Die Langeweile allerdings – meine Güte! Vor Gus habe ich sie immer als charakterliche Schwäche betrachtet. Wenn mir langweilig war, war ich selber schuld, denn eigentlich war die Welt zu faszinierend dafür. Ich weiß jetzt, wann ich diese Überzeugung in Frage zu stellen begann. Ich hatte mir eine E-Mail wieder angesehen, in der ich mich bei einer Freundin über John beklagte. Das war, lange bevor wir Kinder hatten. Weil John und ich nie zusammenwohnten, haben wir uns in der Regel häufig angerufen. John wohnte an der Upper West Side von Manhattan und ich downtown. Hier ist die Mail:

Es ist neun Uhr morgens, und John und ich haben schon drei Telefonate über die U-Bahn geführt. Es graut mich immer schrecklich vor Fahrplanänderungen, weil jedes Mal, wenn die 2 vorübergehend an allen Bahnhöfen stoppt oder die N und die R nicht an der Prince Street halten, muss ich mir mehrmals täglich Updates anhören. Wenn das Telefon klingelt und ich »Guten Morgen! Hast du schon gehört, dass die F uptown heute nicht ...«, würde ich am liebsten schreien: »Hallo! Ist dir schon mal aufgefallen, dass ich A) praktisch nie das Haus verlasse und B) mir das scheißegal ist?« Aber wenn ich ihm nicht zuhöre, fürchte ich, ruft er wildfremde Leute an, um mit ihnen über die New Yorker U-Bahn zu diskutieren.

Es ist das eine, einzuräumen, dass die Vorliebe des Ehemanns für unwandelbare Rituale einen langweilt, aber wer gibt schon gerne zu, dass das auch für das eigene Kind zutrifft? Und damit meine ich nicht nur die Langeweile, die ein Baby ausstrahlt – was meine Freundin Moira als »mit einem kackenden und brüllenden Stück Roastbeef rumhängen« bezeichnet. Ich rede von der Langeweile in Gegenwart eines empfindsamen menschlichen Wesens. Teenager können ja alles Mögliche sein, aber als fade kann man sie in der Regel nicht bezeichnen. Henry ist extrem an Sport interessiert, liest nur widerwillig und hasst Musiktheater, was bedeutet, dass die Schnittmenge unserer gemeinsamen Interessen etwa stecknadelgroß ist. Aber wenigstens verbinden uns Politik und süße Tierfilme. Warum bloß habe ich kein Interessensgebiet gefunden, das ich mit Gus teilen kann?

Wir alle haben unterschiedliche Methoden, mit Langeweile umzugehen. Mir reichen ein paar Drinks, und schon spüre ich, wie mein Frust sich in Luft auflöst. Und auch nach dreißig Jahren in New York begeistert mich diese Stadt immer noch. Gleich vor meiner Tür warten so viele Versprechen. Ich brauch mir nur mein kleines Schwarzes überzuziehen und mich in meine höchsten Schuhe zu zwängen, und bald schon höre ich Musik pulsieren, wartet ein Fremder mit markantem Kinn auf mich ...

»Mensch, Mom, hast du dich gestern wieder besoffen?«, fragt Henry am nächsten Morgen, als er sich in der Küche umsieht. Ausgequetschte Zitronenhälften und Rosenkohl sind überall in der Küche verstreut. Mein Kopf schmerzt.

Was ich tatsächlich mache, wenn ich mich langweile und betrinke, ist, auf der Rezeptwebsite Epicurious.com nach etwas zu suchen, was ich *auf der Stelle* und mit den Zutaten zubereiten kann, die ich im Haus habe. Liebe Familie, ich pfeif auf euren kleinbürgerlichen Pizza-und-Burger-Geschmack! Unter dem Einfluss von zwei oder auch drei Drinks (ja, ich bin ein Tier!) kommt mir die Idee, Rosenkohlchips herzustellen, eigentlich recht vernünftig vor – auch wenn das bedeutet, dass man allein eine Stunde in der Küche damit zubringt, die Röschen in einzelne Blätter zu zerlegen. Dann muss ich gedacht haben, dass die Rosenkohlchips sicher einen Spritzer Zitronensaft vertragen, und ein ganzes Netz Zitronen gefunden haben. Also habe ich die Zitronenpresse hervorgekramt und mich ins Zeug gelegt. Irgendwann war ich davon wohl so erschöpft, dass ich die Chips gar nicht mehr zubereitet, sondern die Rosenkohlblättchen in einer Plastikdose in den Kühlschrank und den Saft in einer Karaffe auf die Theke gestellt habe. Später stellte ich auch noch fest, dass ich die Zitronenschale abgerieben und eingefroren habe, sauber in einen Plastikbeutel eingeschweißt.

Aber ein paar glückliche Stunden rund um Mitternacht habe ich ausnahmsweise mal nicht über das Wetter, Züge oder Disney-Schurken geredet.

PS: Rosenkohlchips sind ~~der Wahnsinn schmackhaft beinahe essbar~~ ein furchtbar fades Gericht.

Kürzlich standen Gus und ich vor einer sehr steilen Rolltreppe abwärts und schauten den Leuten auf die Köpfe. In den letzten zehn Jahren habe ich vermutlich mehr Zeit mit dem Betrachten von Rolltreppen als im Kino verbracht. Wenn ich davorstehe, versuche ich zu sehen, was er sieht. Da sind hüpfende und zappelnde Leute, ein unvorhersehbarer Mix aus Farben und Bewegung. Sie stehen im Gegensatz zu den vorhersehbaren silbernen Rippen der sich bewegenden Stufen. Es sind die Stufen, die es ihm am meisten angetan haben. »Mom, schau, wie schön sie sind«, sagt Gus begeistert. »Schau doch!«

Aber ich sehe nur Leute auf einer Rolltreppe. Vermutlich muss man Zauberpilze essen, um es so zu sehen, wie er es sieht.

Der Wunsch nach Wiederholung und Vorhersehbarkeit ist nicht nur ein emotionales Bedürfnis, sondern auch eine körperliche Notwendigkeit – daher kommt das typisch autistische »Stimming«, die englische Kurzform von *self-stimulation*, Selbststimulation. Nein, nicht, was Sie meinen ... Es handelt sich um stereotype Verhaltensmuster, die Menschen mit ASS als gleichzeitig beruhigend und angenehm empfinden: schaukeln, mit den Händen wedeln, sich im Kreis drehen oder, wie bei Gus, das klickende Geräusch, das Züge machen. Normalerweise macht er es mit Spielzeugzügen, aber wenn die gerade nicht verfügbar sind, auch mit Stiften oder mit Salz- und Pfefferstreuern – was in Restaurants für große Freude sorgt.

Ob man das Stimming zulassen oder unterbinden sollte, wird unter den Eltern heftig diskutiert. Was könnte mein Kind alles tun, wenn es nicht Stunden mit dieser offenbar sinnlosen Tätigkeit verbrächte, fragen sich viele. Ich habe auch lange Jahre hin- und herüberlegt und mir unterschiedliche Meinungen von Eltern und Lehrern angehört. Schließlich kam ich auf die Idee, Leute zu fragen, die mir wirklich exklusiv Bericht erstatten können: autistische Erwachsene. Auch wenn darüber gestritten wird, wann und wie viel Stimming gut ist, herrscht doch zumindest in einer Sache Konsens: Nur zu! Denn wer sich nicht zumindest eine gewisse

Zeit pro Tag selbst stimuliert, muss das vielleicht teuer bezahlen.

Amythest Schaber, die aussieht wie das Klischee des leicht durchgeknallten, lebenslustigen Mädchens von nebenan, wie man es aus Filmen kennt, hat unter dem Titel »Ask an Autistic« eine Serie von Videos für YouTube gedreht. (Sie produziert auch T-Shirts mit Aufschriften wie »Neurodiversität« oder »Behinderung ist kein Schimpfwort«.) Alle Eltern autistischer Kinder sollten dazu verpflichtet werden, sich ihre Videos anzusehen. Das Stimming geschieht aus verschiedenen Motiven, von denen das der Selbstregulierung für diejenigen, die unter Wahrnehmungsstörungen leiden, am wichtigsten ist. So empfindet Schaber grelle Deckenbeleuchtung nicht nur als unangenehm, sondern »als würde sich ein extremer Schmerz in meine Augen bohren«. Und sie ist beileibe keine Drama Queen – diese Überempfindlichkeit (manchmal auch Unterempfindlichkeit), die das Sehen, Hören, Riechen und Schmecken betreffen kann, empfinden Menschen mit ASS als höchst real. Schaber bewältigt die Beleuchtung – oder andere sensorische Störungen wie Menschen, die Kaugummi kauen oder in ihrer Nähe laut sprechen – mithilfe verschiedener selbststimulierender Verhaltensweisen: Sie reibt an einem Radiergummi, trommelt auf etwas herum oder kreiselt in ihrem Stuhl.

Als Schaber noch ein Kind war, versuchten ihre Eltern, ihr diese Ticks abzugewöhnen, weil ihnen verständlicherweise daran gelegen war, dass ihre Tochter normal wirkte. Doch normal wird überschätzt, findet Schaber. Sie stellt die Frage, die sich alle stellen sollten: Wenn ein Verhalten zwar seltsam ist, aber niemandem weh tut, warum sollte man es dann abstellen? Nehmen wir an, Ihr Kind hat Hausaufgaben gemacht, zu Abend gegessen und gebadet – warum sollte es Sie dann stören, wenn es Freude daran hat, sich zwei Stunden lang eine Taschenlampe ins Gesicht zu halten und sie an- und auszuknipsen.

»Normal zu wirken kostet wahnsinnig viel Energie«, erklärt Schaber. »Es ist schrecklich, ohne Selbstregulation mit all diesen sensorischen Reizen fertigzuwerden ... es ist extrem ermüdend, und vielleicht hielte man es eine Stunde auf einer Party aus statt nur zehn Minuten, wenn man sich nur im Kreis drehen dürfte.« Und sie fügt hinzu: »Wenn ich mich also entscheiden muss, ob ich normal wirken möchte oder lieber als glückliche, funktionierende Autistin mit meinem Stimming leben, wähle ich Letzteres.«

Das sehe ich genauso.

Seine Begeisterung für Gleichförmigkeit und Wiederholung wird Gus vermutlich nie los. Durch die für Autisten typische Konzentration auf *eine* Sache kann ein Mensch mit hoher Intelligenz unsere Welt verändern. Isaac Newton, von dem gemunkelt wird, er sei im Spektrum gewesen, hat die Schwerkraft nicht mal eben neben seinen zahlreichen anderen Hobbys entdeckt – er hat schlicht *über nichts anderes* nachgedacht. Bei Gus mit seinen bescheideneren kognitiven Fähigkeiten führt es dazu, dass alle Menschen in unserem Gebäude wissen, dass sie nur Gus fragen müssen, wenn sie nicht ganz sicher sind, wie sie mit der U-Bahn irgendwo hinkommen. Wenn er sich gerade unten in der Lobby rumtreibt, nennt er ihnen die schnellste Verbindung. Unsere Nachbarn wissen also, dass sie Google Maps nicht mehr brauchen, da Gus ihr Google Maps ist.

Ich bemühe mich, Gus' Bedürfnis, immerzu das Gleiche zu machen, sinnvoll einzusetzen. Er ist mein kleiner Sherpa und rennt liebend gerne treppauf treppab, um die Lichter auszumachen, wenn ich zu faul dazu bin. Und jeden Abend, bevor ich zu Bett gehe, serviert er mir mit großem Tamtam ein Glas Wasser, ob ich es brauche oder nicht. Ihn von einem Musikstück abzubringen, das ihm gefällt, ist schwierig. Aber ist das nicht die Essenz des Übens?

Kann er überhaupt nachvollziehen, dass die meisten Menschen nicht von Rolltreppen fasziniert sind? Dass er die Welt nicht genauso wahrnimmt wie andere Menschen? Einige wenige Male habe ich versucht, das Thema anzusprechen: »Weißt du eigentlich, dass du Autist bist?« Er tut dann immer so, als habe er mich nicht gehört. Ich versuche zu verstehen, was er denkt. Denkt er überhaupt?

Ich werde es auch weiterhin versuchen.

Wie die meisten Journalisten bin ich ständig auf der Suche nach Neuem. Doch so ausgeprägt diese Begeisterung für Neues auch ist, bin ich in manchen Momenten doch in der Lage nachzuvollziehen, was Gus fühlt.

Ich habe ein Büro in unserem Haus, drei Stockwerke über unserer Wohnung. Einmal erklärte ich meinem Bürokollegen Spencer gegenüber lang und breit, dass ich überhaupt nicht verstehen könnte, warum manche Leute sich so an überflüssige materielle Dinge klammern, und nachdem er sich meinen Sermon eine ganze Zeit lang angehört hatte, sagte er ruhig: »Deine Eltern sind vor fünf Jahren gestorben. Du hast alles in einem Lagerabteil untergebracht. Und bist nicht einmal hingegangen, um es dir anzusehen.«

Da irrte er sich. Etwa ein Jahr nach dem Tod meiner Mutter habe ich dieses riesige Abteil aufgesucht, das die Besitztümer eines ganzen Lebens beherbergte. Es roch so modrig wie das Haus meiner Eltern in ihren letzten Lebensjahren. Das meiste war völlig wertlos, aber ich dachte, zwischen dem ganzen Krempel könnte sich vielleicht der eine oder andere Schatz verbergen. Ich hatte einen Gutachter hinbestellt, wir würden alles durchgehen. Ich hatte mir vorgenommen, unbarmherzig zu sein.

Ich schloss die Tür auf und warf einen Blick hinein. Es gab da eine besonders hässliche Lampe, die vierzig Jahre lang neben dem Bett meiner Mutter gestanden hatte. Sie war aus Messing, um den Lampenfuß herum tanzten irgendwelche Engelsgestalten, aus unerfindlichen Gründen in Begleitung von Schafen. Dieses Teil würde ich als Erstes wegwerfen.

Ich starrte die Lampe an, verschloss das Abteil wieder und bezahlte dem Mann die aufgewandte Arbeitszeit. Seit fünf Jahren zahle ich für ein Lagerabteil voller Gegenstände, die ich nie gemocht habe, nicht einmal als Kind. Und noch immer bin ich nicht so weit.

Das immer Gleiche ist bisweilen nicht das Ergebnis einer freien Wahl.

4
I, Tunes: Musik in meinen Ohren

Gus hat heute Post bekommen, und zwar eine CD und einen Brief von Laurie. Von Laurie, jippie!!!

Hi Gus!
Es freut mich wahnsinnig, dass du meine Musik immer noch magst. Du bist ein wunderbarer Mensch, und ich bin sehr froh, dich zu kennen.
Ich hoffe, dass du nie aufhörst, Musik zu machen und zu genießen!
Liebe Grüße, Laurie

Sie hat die CD auch signiert: »Sing weiter – und strahle! Deine Laurie Berkner«

Wenn Ihnen Laurie Berkner kein Begriff ist, hatten Sie in den letzten zehn Jahren kein Kind unter sechs. Das bedeutet, Sie können den Text von *Victor Vito* nicht im Schlaf aufsagen und wissen auch nicht, dass Victor Vito und Freddie Vasco (»die aßen Burrito mit Tabasco«) aus den Namen von Laurie Berkners Steuerberatern zusammengesetzt sind. Oder dass das Lied *We are the Dinosaurs* (»Wir trampeln, wir trampeln«) entstanden ist, als Laurie Berkner in der Vorschule unterrichtete und sie ein Lied brauchte, bei dem die Kinder sich ein bisschen abreagieren konnten. Sie haben dann vermutlich auch kein spezielles Laurie-Plüschtier, das auf ihre Konzerte mitgenommen werden muss, damit Sie, wenn Laurie das Lied *Pig on Her Head* anstimmt, Ihr persönliches Schwein (oder die Kuh oder wie in unserem Fall die Giraffe) parat haben. Mit anderen Worten, Sie haben die Kultband aller Vierjährigen noch niemals erlebt.

Dann sind Sie wirklich zu bedauern, denn Laurie Berkner ist tatsächlich eine großartige Sängerin und Komponistin. Sie produziert nicht den üblichen Kinderliedermist, bei dem einem die Ohren bluten, ihre Musik ist so mitreißend, dass ich den Verdacht habe, dass Leute sich von Bekannten die Kinder ausleihen, nur um auf ihre Konzerte gehen zu dürfen.

Ihr Kind ist nach Erreichen des achten Lebensjahrs vermutlich zu Taylor Swift, Katy Perry oder, Gott bewahre, Miley Cirus übergelaufen. Laurie ist dann nur noch die Erinnerung an eine bestimmte zauberhafte Phase der Kindheit. Ihr Kind wird an seinem großen Tag vermutlich auch nicht Mendelssohns Hochzeitsmarsch durch »We are the Dinosaurs« ersetzen wollen.

So jedenfalls sind die meisten Kinder. Aber es gibt Fans, und es gibt autistische Fans. Die folgende Geschichte handelt von Laurie und Gus und davon, warum es unmöglich ist, bestimmte Menschen und Orte hinter sich zu lassen.

Keiner kann so genau sagen, warum Musik vielen Menschen mit Autismus so wichtig ist, auch wenn es dazu natürlich diverse Theorien gibt. In bildgebenden Verfahren weisen bei Autisten die Hirnareale, die für Sprache und die Verarbeitung sozialer Informationen (beispielsweise Mimik) zuständig sind, Anomalien auf. Die Areale dagegen, die auf Musik reagieren, sind unbeeinträchtigt oder sogar besonders gut entwickelt. Autismus wird als Kommunikationsstörung angesehen, aber vor der Sprache gab es schon Musik – das jedenfalls glauben immer mehr Evolutionsforscher. (Charles Darwin behauptete, dass unsere Vorfahren sich Liebeslieder vorsangen, noch bevor sie artikuliert sprechen konnten.) Wiederholung, Rhythmus, Melodie, Klang, Tondauer, Lautstärke – all das berührt sogar schwer autistische Menschen auf eine Weise, wie es Sprache und visuelle Reize nicht können.

Gus hat in verschiedenen Phasen immer wieder Musiktherapie bekommen, Gesangsunterricht und, als er in den Stimmbruch kam, Klavierstunden. Das war für ihn immer das Highlight der Woche.

Die musikalische Gruppentherapie klang für meine Ohren immer nach einem Haufen Kinder, die wahllos auf Instrumente einschlugen. Tatsächlich aber ist es viel mehr. Alan Turry, Gus' Lehrer am Nordoff-Robbins-Center für Musiktherapie, hat es schon erlebt, dass man mit Musik Kinder erreichen konnte, die auf niemanden reagierten und mit niemandem sprachen. Turry glaubt, dass sie bestimmte Tonskalen früher erfassen, bevor sie bereit für komplexere sind. So sind Fünftonleitern – wie sie in der chinesischen und in der Volksmusik vorkommen – nach oben offen und streben im Gegensatz zu dissonanten Akkorden nicht nach Auflösung. Sie sind eingängig und passen sich dem individuellen Bedürfnis an, sagt Turry.

»Man sollte Menschen im Spektrum nie über einen Kamm scheren, aber ich behaupte schon, dass durch Musik nicht nur eine Verbindung möglich ist, sondern dass sie irgendwann zu einer Art erstem Gespräch werden kann, einem Austausch, an dem auch Menschen teilnehmen können, die nicht über Sprache verfügen«, erklärte er mir.

Für Leute wie Gus, die zwar sprechen können, aber dennoch nach wie vor Probleme haben, sich auszudrücken, stellt die Musik eine geschmeidigere Form der Verständigung dar als das normale Gespräch. »Gus ist so musikalisch, dass er vielleicht durch die Musik viel eher zu einer Selbstwahrnehmung findet als über die konventionelle Sprache«, mutmaßt Turry.

Er illustriert das mit einer Jahre zurückliegenden Beobachtung, die ich schon fast vergessen hatte. Als Gus noch klein war, konnte ich ihn nicht dazu bringen, zu warten, bis er an der Reihe war. Ich führte das auf seine Impulsivität zurück, die Teil seiner Erkrankung war. Doch tatsächlich fiel es ihm ganz leicht zu warten, wenn er es in der Musiktherapiestunde musste. Er spielte zusammen mit einem Haufen anderer Kinder auf Schlaginstrumenten und lernte dabei mühelos, was es heißt, seinen Einsatz abzuwarten, denn sein Instrument fügte sich in einem bestimmten Moment ganz natürlich in das Stück ein, das sie spielten. Das heißt, dass die Musik ihm ein bestimmtes gedankliches Konzept vermitteln konnte, was mir offensichtlich nicht gelang.

Wenn ich jetzt darüber nachdenke, traf das eigentlich schon immer zu. Schon als Gus noch ein Baby war, hatten Klänge im Gegensatz zu Wörtern für ihn Bedeutung. Wenn wir mit ihm sprachen, wirkte er in der Regel nicht sonderlich interessiert, häufig drehte er noch nicht einmal den Kopf in unsere Richtung. Doch wenn wir Musik spielten, reagierte er sofort. Eine Musikbox, in Form eines kleinen Plastikwürfels, der kurze Passagen aus klassischen Musikstücken spielte, wenn man auf die Seiten drückte, war über Jahre sein ständiger Begleiter. Er weinte, wenn ich bestimmte Lieder spielte, insbesondere den Titelsong der Sitcom *Cheers* (meine Güte, bei dem kamen ja selbst mir die Tränen. Schwermütige Melodie + der Text: »You want to go where everybody knows your name« = Heul!).

Als er älter wurde, hörte er stundenlang Musik auf meinem iPod, wobei er ununterbrochen auf das Display starrte, während die Titel durchliefen. Er hörte sich die Lieder nicht immer komplett an, was mich nervte. Aber er hat sie ganz offensichtlich verinnerlicht, und das führte zu seinem bevorzugten Party-Kunststück: Er konnte Hunderte von Songs anhand von zwei oder drei Tönen, manchmal sogar dem Bruchteil eines Tons erkennen.

Ich habe noch immer keine Ahnung, wie er das macht, aber eines weiß ich sicher: Sollte je diese alte Quizshow *Name That Tune* wiederbelebt werden, dann wird Gus Millionär. Bis dahin nutzt Henry das Talent seines Zwillingsbruders für ein Wettspiel mit arglosen Freunden. Er braucht aber bald neue Freunde, denn inzwischen wissen alle, dass sie nicht gegen Gus antreten sollten, und Henrys Geldquelle ist versiegt.

Gus liebte von klein auf Mozart, Beethoven und Chopin, er hatte das absolute Gehör, ein Talent, das seinen singenden Vater sehr erfreute. Diese Gabe ist nicht einmal so ungewöhnlich, dennoch milderte die Freude über seine Musikalität das Entsetzen über seine vielen anderen Einschränkungen. Eigentlich ist es auch ganz nett, eine Karaoke-Bar zu Hause zu haben, denn Gus neigt dazu, bei allem, was er auf YouTube hört, mitzusingen. Er singt genauso viel, wie er redet.

Als er sieben war, wollte ich seine Stärke ausspielen und meldete ihn zusätzlich zur Musiktherapie zum Gesangs- und

Musikunterricht mit gleichaltrigen neurotypischen Kindern an. Er flog gleich nach der ersten Stunde wieder raus. Wie Noten lesen geht, hatte er sofort begriffen, doch dann verlor er die Konzentration, hielt sich die Ohren zu, setzte sich in eine Ecke und begann, die Geräusche von Zügen nachzuahmen. Er tat mir unendlich leid, weil er offenbar nicht das tun konnte, was er am liebsten tat. Doch die Lehrerin rettete mir, wie Lehrer es oft tun, den Tag. »Er hält Gruppenstunden nicht aus«, erklärte sie mir, »weil es ihn wahnsinnig macht, wenn Leute falsch singen.«

Natürlich – das hätte ich mir eigentlich denken können. Gus' Weltsicht führt eigentlich dazu, dass er nie ein böses Wort über jemanden verliert (für ihn ist jede Frau hübsch, jeder Mann gutaussehend) – mit einer Ausnahme. Ich singe auch mit großer Begeisterung, kenne die Texte von Dutzenden von Musicals auswendig – bin allerdings völlig unmusikalisch. Sobald ich lauthals ein Lied anstimme, zum Beispiel *Oklahoma* aus dem gleichnamigen Musical, hält Gus sich die Ohren zu, schreit »Nein! Nein! Nein!« und rennt aus dem Zimmer.

Als er Einzelgesangsunterricht bekam, ohne die Gefahr, Sängern wie mir über den Weg laufen zu müssen, blühte er auf.

Ich erinnere mich noch an den Tag, als Gus Laurie Berkner entdeckte, da dachte ich nämlich: Gott sei Dank, jetzt muss ich mir den singenden Dinosaurier Barney nicht mehr länger anhören. Auf Nickelodeon lief Laurie Berkner jeden Tag. Ihr Look, die knallroten Locken und die gar nicht dazu passenden neonfarbenen Jeans und Oberteile, ergänzten ihre traditionelle Folk-Stimme perfekt. Die Lieder drehten sich um das, was die

Kleinen lieben: Fangen spielen (*I'm gonna catch you*), die Faszination, dass sie mal kleine Babys waren (*Five Days Old*), um ihre Ängste und wie man sie ihnen nimmt (die Dunkelheit ist viel weniger gruselig, wenn man *Moon Moon Moon* gehört hat, weil man dann weiß, dass der Mond das »Nachtlicht« ist). Gus war süchtig nach ihr. Genau wie ich. Es gibt ein paar eigentlich fröhlich gemeinte Lieder von ihr, bei denen Erwachsenen die Augen feucht werden. Henry bringt mich mit großer Begeisterung mit Laurie Berkners *My Family* zum Heulen: Der Refrain lautet »When you're in my heart, you're in my family«, und dann nennt sie alle möglichen Verwandtschaftsbezeichnungen und Familienkonstellationen. Los, legen Sie das Buch beiseite und schauen Sie es sich auf YouTube an – ich wette, das geht nicht, ohne dass Sie flennen.

Mit fünf verspürte Gus zum ersten Mal das Bedürfnis, Laurie näherzukommen, und als sie eine Art Woodstock für Kleinkinder im Central Park veranstaltete, gingen wir zusammen mit Gus' damaligem Schwarm Tressa hin. In dieser Phase seines Lebens hatte Gus nicht die geringsten Bedenken, davonzulaufen – die Einsicht nämlich, zu der die meisten Kinder mit zwei oder drei gelangen, dass es sicherer ist, in der Nähe der Erwachsenen zu bleiben, lag ihm völlig fern, und das würde noch viele Jahre so bleiben. Darum hatte Gus ein Seil um seine Taille gebunden. Tressas Vater, der die gleichen leuchtenden traurigen Augen hatte wie seine Tochter, war nicht der Typ, der sich darüber ein Urteil erlaubt hätte. Als wir unsere Decke ausgebreitet hatten, Seite an Seite mit anderen Eltern und Kindern, setzte ich mich auf das Seil, damit Gus nicht weglaufen konnte. Er hatte genug Bewegungsspielraum zum Herumspringen und war zufrieden. Als das Abschiedslied gesungen und das Konzert vorbei war, packte ich unsere Sachen zusammen und registrierte ein wenig neidisch, wie Tressa sich an das Bein ihres Vaters klammerte. In dem Augenblick, in dem ich aufstand, war Gus verschwunden.

Tausende Kinder, zig Hektar Wiese – warum hatte ihn nicht sofort irgendwer aufgehalten?

»Wie sieht er denn aus?«, fragte der Polizist, während ich hyperventilierte.

»Na ja, er hat glattes braunes Haar, trägt eine Latzhose und – ach ja – schleift ein drei Meter langes Seil hinter sich her.« Wie schwer würde es sein, ihn wiederzufinden?

Im gleichen Moment beantwortete ich mir die Frage selbst. »Ich weiß, wo er ist«, sagte ich, und der Polizist rannte hinter mir her. »Können Sie mich backstage bringen?«

Dort fand ich Gus bei einem zweihundert Kilo schweren Roadie. Er verspeiste einen Apfel.

»Hm, das Seil kam mir schon seltsam vor«, sagte der Typ. »Aber nachdem er hier hinten war, dachte ich, er gehört zu einem der Musiker.«

Kurz nach diesem Vorfall schrieb ich einen Artikel über Laurie Berkner, damit ich gute Plätze ergattern und sicherstellen konnte, dass Gus sein Idol kennenlernte. Diese Masche funktionierte ein bisschen zu gut, denn von da an wollte er sie nach jedem Konzert treffen, und zwar für die folgenden zehn Jahre. Was er auch tat.

Eines Tages, da war er etwa elf, waren wir in unserem Viertel unterwegs, als plötzlich ein rothaariger Wuschelkopf »Hi Gus!« rief und Gus »Hi Laurie!« zurückrief. Dann gingen wir unserer Wege. Damals wurde mir klar, dass Laurie Berkners Fans regelmäßig durchwechselten, und wenn die Ältesten unter ihnen sechs oder sieben waren, blieb Gus ihr vielleicht wegen seines Alters in Erinnerung. Nun ja, und wegen der

Hopserei. Er wühlte sich bei jeder ihrer Vorstellungen bis in die erste Reihe durch und wurde zum menschlichen Gummiball. Gus hüpft nicht wie die meisten Menschen, nur mit den Beinen. Gus wirft seinen Kopf in den Nacken und schließt die Augen, als wäre es zu viel für ihn, die Quelle seiner Freude mit eigenen Augen zu sehen. Dann springt er mit einer solchen Kraft in die Höhe, dass er förmlich schwebt – das ist schwer zu übersehen.

Nach einem der Konzerte schaffte er es sogar bis in ihre Garderobe. Mir war das schrecklich peinlich, und ich schrie ihn an, er solle da zum Teufel nochmal sofort rauskommen. Doch Laura sagte nur sehr freundlich: »Hi Gus, ich muss mich nur schnell umziehen und komme in ein paar Minuten raus.«

Kein Star macht es einem leichter, ihn zu mögen.

Eine Unterhaltung vor dem Schlafengehen, als Gus und Henry etwa zehn waren:

HENRY: Mädchen wollen Händchen halten. Ich werde nie heiraten.
GUS: Ich werde Laurie Berkner heiraten.
HENRY: Mensch, Gussie, ich weiß schon, Mama sagt, dass alte Frauen toll sind, aber bis du heiraten kannst, ist die ungefähr siebzig.
GUS: Ich werde Laurie Berkner heiraten.
HENRY: Das geht nicht!!!
Gus bricht in Tränen aus.
HENRY: Halt, stopp, ich überlege gerade ... ach ja, sie hat eine Tochter.
GUS (SCHNIEFT): Lucy?

HENRY: Lucy. Vielleicht kann Lucy singen.
GUS (STRAHLT): Ich werde Lucy heiraten!

Kürzlich beschloss ich, Laurie Berkner anzurufen. Es ist nicht vergleichbar damit, Madonna ans Telefon zu kriegen, aber schwerer als früher. Bis vor ein paar Jahren stand die heute achtundvierzigjährige Sängerin im Telefonbuch, aber dann war es wohl ein Hedgefonds-Manager zu viel, der sie anrief, um zu fragen, ob sie nicht auf der Geburtstagsparty seines dreijährigen Kindes auftreten könnte. Wie dem auch sei, ich wollte sie erreichen, um zu erfahren, ob Gus der Einzige war – oder hatte sie andere in die Jahre gekommene Fans, die sich verzweifelt an Erinnerungen ihrer Kindheit klammerten, indem sie treulich jedes ihrer Konzerte besuchten, während sämtliche Gleichaltrigen längst bei Katy Perry und Taylor Swift gelandet waren? Und gehörten vielleicht andere Zappelphilipps zu ihren Fans?

»Nein, nein, Gus ist absolut nicht der Einzige«, sagte sie mir. »Ein ganzer Haufen ASS-Kinder sind geradezu besessen von mir. Ich wüsste nur zu gerne, warum. Ich habe selbst schon versucht herauszufinden, woran es liegt, denn egal, was es ist, ich würde den Effekt dann umso gezielter einsetzen.«

Laurie Berkner verwies mich auf einen Blog namens »Autism Daddy«. Darin berichtet ein Vater, dass sein zwölfjähriger Sohn, der kein Wort spricht, ein gerahmtes Foto von Laurie mit ins Bett nimmt, als wäre es ein Teddybär. Eine Mutter hatte Laurie erzählt, dass das erste Wort ihres autistischen Sohnes »Schwein« gewesen sei, weil er auf einem von Lauries Konzerten ein Schwein auf den Kopf setzen wollte. Nie zuvor »war ihm etwas so unglaublich wichtig, dass er es mit Worten gefordert hätte«.

Vielleicht ist es die Einfachheit, sind es die klaren, konzentrierten Botschaften in Berkners Musik, die sie so unmittelbar einprägsam machen. Und auch in ihrem Leben schätzt sie Einfachheit und Wiederholung: »Ich bin ein großer Fan von Philipp Glass, und ich liebe die Musik Westafrikas, wo das Gleiche ständig wiederholt wird. Viele Kinder finden das beruhigend, autistische Kinder vielleicht noch mehr.«

Bevor sie anfing, Kinderlieder zu schreiben, spielte Berkner in einer Frauenrockband und erarbeitete ihren Lebensunterhalt in einem Projekt für Erwachsene mit stark ausgeprägtem Autismus. Manche von ihnen waren gewalttätig, einer drehte sich den ganzen Tag um sich selbst. Auch sie hatten spezielle musikalische Vorlieben. »Einer hörte ausschließlich Gil Scott-Heron, ein anderer nur spanische Musikprogramme. Er hörte sie über Kopfhörer, die er den größten Teil der Zeit aufbehielt. Es war eine sehr beeindruckende Erfahrung, ich werde das nie vergessen.«

Manches glaubt Laurie Berkner zu verstehen. »Meine Eltern waren beide berufstätig, und ich sah sie immer nur spätabends«, erzählt sie. »Und obwohl ich einen Bruder hatte, fühlte ich mich oft sehr einsam. Dann machte ich auch so repetitives, merkwürdig fokussiertes Zeug. Zum Beispiel starrte ich in der Schule immer diesen Zaun mit einem diamantartigen Muster an, schielte bewusst in der Erwartung, dass so die Diamanten sichtbar wurden. Solche Gewohnheiten müssen auf andere Kinder seltsam gewirkt haben, aber ich konnte mich damit trösten.«

Noch ein kleines Laurie-Geheimnis gefällig? »Ich höre gar nicht so viel Musik. Das wühlt mich zu sehr auf, ich kann das gar nicht verarbeiten. Vielleicht kann ich mich daher ganz gut einfühlen. Aber wenn ich etwas Beruhigendes entdecke, dann höre ich es mir immer wieder an.« Und so, erklärt Berkner, schreibt sie auch ihre Kinderlieder: Sie versetzt sich zurück in diesen ängstlichen kleinen Menschen, der sie einmal war, und fragt sich: Hätte ich mir das gerne angehört?

»Alle Menschen, die sehr oft in sich versunken sind«, fügt sie noch hinzu, »kann die Musik aus der Reserve locken.«

Das geschieht auch bei Berkners Konzerten und trifft sicher auf alle im Publikum zu, aber noch ein bisschen mehr auf jemanden wie Gus. Als er klein war, wollte er immer allein sein. Mit anderen Kindern konnte er kein richtiges Gespräch führen. Ein Konzert von Laurie Berkner bot ihm zum ersten Mal die Möglichkeit, ein gleichwertiges Mitglied einer Gemeinschaft zu sein.

Und noch etwas zum Thema Musik: Sie ist natürlich für die meisten Menschen eine Quelle des seelischen Wohlbefindens. Autistischen Kindern jedoch kann sie etwas über die Gefühle *anderer Menschen* vermitteln.

Dass Autisten die *theory of mind* fehlt, zeigt sich unter anderem darin, dass sie die Mimik anderer Menschen nicht deuten können. Als Gus noch klein war und etwas getan hatte, was mich wütend machte, zeigte ich immer wieder auf meinen Kopf und schrie: »Siehst du mein Gesicht? Das ist kein glückliches Gesicht!«, daraufhin legte er seinen Kopf schief wie ein Terrier und versuchte zu durchschauen, was mein Gesichtsausdruck bedeutete. Irgendwann lernte er »glücklich«, »traurig« und »wütend« zu unterscheiden. Aber überlegen Sie mal, wie viele unterschiedliche Gesichtsausdrücke es gibt. Er hätte so wenig sagen können, wie »frustriert«, »sehnsüchtig« oder »triumphierend« aussieht, wie er die Wurzel aus Pi ziehen konnte.

Und hier kam die Musik ins Spiel. Denn Musik leistet für Kinder im Spektrum etwas, das Wörter oft nicht können. Die Psychiaterin Geraldine Dawson, Leiterin des Duke Centers for Autism, untersucht die Wirkung von Musik auf das Gehirn. Sie hat es mir so erklärt: »Wissen Sie, wie begeistert Kinder mit einer Autismus-Spektrum-Störung Disneyfilme ansehen?«, fragt sie mich. »Alle haben versucht herauszufinden, warum. Inzwischen glauben wir, dass es daran liegt, dass die Musik den Kindern Hinweise emotionaler Art gibt – Hinweise, die sie nicht bekommen, wenn sie Menschen nur ins Gesicht sehen oder auf ihre Worte hören.«

Dawsons Theorie scheint mir sehr zutreffend. Eine bestimmte Zeit lang war Gus geradezu besessen von dem Lied *Poor Unfortunate soul* (in der deutschen Fassung *Ursulas Zauber*) aus *Arielle, die Meerjungfrau*. Die Meerhexe Ursula, die Arielle einen menschlichen Körper verschaffen will, wenn diese auf ihre schöne Stimme verzichtet, besingt an dieser Stelle des Films all die Geschöpfe, die ihr ihre Stimme überlassen haben. Gus sang das Lied immer und immer wieder und erklärte mir dann mit leuchtenden Augen: »Ursula ist ein Schurke, haha!«

Durch sie erschloss sich Gus eine Vorstellung, die ihm vorher völlig fremd gewesen war: dass andere Menschen Schmerzen oder Nöte haben – und dass es Menschen (oder Oktopusse wie Ursula) gibt, die das *genießen*. In der Gestalt von Ursula präsentierte sich das Böse verständlich und griffig. Und nachdem die Musik Gus einen Hinweis darauf gegeben hatte, was »böse« bedeutete, konnte er in der Folge die Zeichen deuten, die darauf hinwiesen, dass jemand nichts Gutes im Schilde führte.

In der Phase, in der *Poor Unfortunate Souls* bei uns Tag

und Nacht lief und Gus sein Ursula-Kostüm jeden Tag in die Schule anziehen wollte (die acht Beine machten das allerdings etwas mühsam), traf ich ihn einmal beim Studium einer Website namens »Evil Eyebrow« an. Sie versammelt Bilder vom Joker Scar in *König der Löwen* – und Jack Nicholson in *Shining* (es hätte Jack Nicholson auch überall sein können, vermute ich). »Ja, das sind wirklich böse Augenbrauen«, sagte Gus zufrieden. »Schau mal, Mommy!« Und dann zeigte er mir seine allerbösesten Augenbrauen, die in Wahrheit mehr nach denen von Groucho Marx aussahen, aber egal. Er übte, einen Gesichtsausdruck mit einer Emotion in Verbindung zu bringen. Einer Emotion, die deutlich subtiler als »glücklich«, »traurig« oder »wütend« und daher für ihn schwer zu identifizieren war. Diese Gesichtserkennung war für ihn wie für andere die College-Aufnahmeprüfung. Er arbeitet noch immer daran, aber es war die Musik, die ihn auf den richtigen Weg brachte.

Immer wenn ich den Eindruck habe, ich halte es nicht mehr aus, dass Gus auf seinem iPod oder auf YouTube die immer gleichen Videos und Songs abspielt, denke ich an mein Gespräch mit Geraldine Dawson. Dass Gus den Film auf YouTube oder Netflix unter Kontrolle hat (ihn anhalten und immer wieder abspielen kann) oder ein Lied auf dem iPod so oft dudelt, bis es mir zu den Ohren herauskommt, dieses scheinbar so nervtötende Verhalten bedeutet für ihn, dass er die Umwelt nach seinen Regeln und in seiner Geschwindigkeit verarbeiten kann. Das Einschalten und wieder Anhalten, ein Musikstück oder einen Film in einzelne Noten oder Bilder zu zerlegen und das bis zum Erbrechen zu wiederholen – all das erscheint einem wie der blanke Irrsinn. Aber diese dämlichen Bildschirme und Geräte ermöglichen ihm den Zugang zu einer Kommunikation, die wir für selbstverständlich halten. Sie mögen nicht das wahre Leben sein, aber vielleicht sorgen sie für ein Gerüst, auf dem er dieses Leben für sich errichten kann.

Bis heute wird Gus' Alltag mehr von Musik als von Wörtern bestimmt. Wenn ich ihn um etwas bitte, ignoriert er mich häufig. Wenn ich ihm meine Bitte vorsinge, gehorcht er (sogar, wenn ich den Ton nicht treffe, was meistens der Fall ist). Er scheint manchmal auch synästhetische Empfindungen zu haben, visuelle mit akustischen Eindrücken zu vermischen. Das fiel mir kürzlich wieder auf, als wir zu seiner Schule liefen und er einen Regenbogen sah.

»Mommy, Mommy, Mommy, schau!«, sagte er und deutete zum Himmel. »Heute ist ein Durakkord-Tag.« Dunkle, verregnete Tage sind Mollakkord-Tage, und wenn er weiß, dass später etwas auf dem Programm steht, was ihm Spaß macht, ist der Tag ein *Crescendo*.

Johns Träume von Gus' Zukunft kreisen immer um Musik. (Und eine Zeitlang kreisten Henrys berufliche Pläne darum, Gus' Manager zu werden.) Als Gus Gesangsunterricht bekam, war er ein perfekter Knabensopran, und seine Lehrerin äußerte sich mir gegenüber begeistert über seine Musikalität. Das Problem bestand allerdings darin, dass er das Publikum nicht ansehen konnte, weswegen er sich bei Auftritten immer umdrehte und herumhopste. Das passte ganz ausgezeichnet zu Pinocchios Lied *I've got no strings (to hold me down)*, aber zu sonst nicht sehr viel. Als Gus seine Finger schließlich einzeln bewegen und somit Klavierstunden nehmen konnte, war ich regelrecht schockiert, als ich feststellte, dass er sich online Lieder anhörte und dann zum Klavier ging und sie nach Gehör nachspielen konnte. Er ist kein Savant – er macht Fehler und braucht ein paar Versuche, bis er es richtig hinkriegt –, aber es gelingt ihm mühelos und auch mit viel Gefühl. Mit beinahe zu viel Gefühl. Einmal hörte er *Scarborough Fair*, setzte sich hin, spielte es nach und brachte sich selbst damit zum Weinen. Dann versuchte er es ein zweites Mal und weinte wieder. Jetzt spielt er es gar nicht mehr.

Und darin liegt das Problem: Ganz gleichgültig, wie gut er wird, ich kann ihn mir beim besten Willen nicht bei einem wie immer gearteten Auftritt vorstellen. Oder besser gesagt, er müsste zuvor das entwickeln, was ihm fehlt, diese *theory of mind*, damit er begreift, dass er etwas für andere und nicht für sich selbst macht. Man kann kein guter Künstler werden, wenn man das Konzept des Publikums nicht versteht, nämlich dass man zur Freude anderer spielt.

Aber ist das letztendlich nicht egal? Er schwelgt in der Musik, ganz für sich allein. Abends setzt er sich ans Klavier und spielt eine bunte Mischung aus Stücken, die er liebt: *Für Elise*, Disney-Songs, Lady Gaga, Beatles und die schaurige Musik aus Gruselfilmen (die alarmierenden Töne, die man hört, bevor der abgeschnittene Kopf aus dem Wandschrank poltert, mag er besonders). Aber eines ist mir aufgefallen: Er spielt niemals Laurie Berkner. Er kann sie sich den lieben langen Tag anhören. Er kennt jedes Lied. Aber er würde nie versuchen, sie nachzuspielen, da kann ich noch so betteln. Wenn ich ihn frage, warum, zuckt er nur mit den Schultern. Aber ich habe natürlich eine Theorie. Ich glaube, es ist der gleiche Grund, warum er immer die Busse an der Port Authority rein- und rausfahren sehen will, aber nie selbst damit fahren. Manche Dinge im Leben sind genau so, wie sie sind, einfach vollkommen.

5
Töff, töff

Ich halt es nicht aus! Er hat es schon wieder getan.

Wieder einmal wird ein Afroamerikaner mit gesenktem Kopf und auf den Rücken gefesselten Händen der Öffentlichkeit vorgeführt. Nur dass es weder um Waffen noch um Drogen geht. Und dieser Mann ist für mich auch mehr als ein x-beliebiger bemitleidenswerter Loser. Der Anblick von Darius McCollum in seinem schlechtsitzenden, gefälschten Nike-Blouson erinnert mich jedes Mal daran, wie völlige Unbedarftheit missverstanden und verdreht werden kann, und dann bange ich um Gus' Zukunft.

Am 11. November 2015 marschierte Darius McCollum in die Port Authority, den am stärksten frequentierten Busbahnhof der USA. Er setzte sich hinters Steuer eines Busses, fuhr aus dem Terminal und kurvte durch Brooklyn. Dort wurde er festgenommen – und sitzt nun hinter Gittern. Wieder einmal.

Ein Bus ist vermutlich das Letzte, was die meisten Leute in der Port Authority klauen würden (ich zum Beispiel würde mich eher für Zimtschnecken aus der Cinnabon-Filiale entscheiden). Aber Darius McCollum ist nicht wie die meisten Leute. Als Fünfzehnjähriger startete er seine Karriere als Serendieb öffentlicher Transportmittel, indem er vorgab, ein Mechaniker zu sein und sechs Haltestellen lang einen

U-Bahn-Zug fuhr, bevor man ihn schnappte. Für einen Teenager war das ziemlich dreist, und Darius wurde zum Lokalhelden.

Er wuchs in Queens in einer wenig begüterten Familie auf und begeisterte sich schon von klein auf für Züge, Flugzeuge und Busse. Mit acht kannte er jede Station des New Yorker U-Bahn-Netzes auswendig. Als tollpatschiger langer Lulatsch mit sehr einseitigem Interesse wurde er in der Schule gemobbt. Zuflucht fand er an der Endhaltestelle der Linie F in der Nähe seines Zuhauses. Dort ließen sich die Mitarbeiter der MTA (Metropolitan Transportation Authority, das Verkehrsunternehmen des Bundesstaats New York) von dem aufgeweckten jungen Mann um den Finger wickeln und brachten ihm alles bei, was sie wussten. Er war ein guter Schüler. Ein bisschen zu gut.

Inzwischen ist Darius fünfzig, und die allgemeine Bewunderung für seine Angewohnheit, öffentliche Verkehrsmittel zu entwenden, hat mit den Jahren nachgelassen. Er ist seither siebenundzwanzig Mal festgenommen worden – so oft wurde er erwischt. Wahrscheinlich hat er viele hundert Male Busse gestohlen – aber nicht, dass er dabei die Passagiere in Angst und Schrecken versetzen würde. Vielmehr fährt er die vorgegebene Strecke ab und kündigt dabei äußerst höflich und korrekt die Haltestellen an. Niemand bekommt mit, dass er entführt worden ist.

Dass Darius McCollum im Spektrum ist, dürfte eigentlich kaum jemanden überraschen. Für sein Verbrechen, öffentliche Verkehrsmittel zu lieben, hat er über ein Drittel seines Lebens im Gefängnis verbracht. Und selbst wenn er bereits richtig in der Tinte sitzt, gelingt es ihm, sich noch tiefer hineinzureiten. Vor ein paar Jahren erzählte er den Bekannten an seinem neuen Wohnort, dass er die Busse gleich nebenan klauen könne – unglücklicherweise handelte es sich bei dem Wohnort um die Gefängnisinsel Rikers Island (dort gibt es Busse, um die Insassen zu transportieren), und die Bekannten, denen er es erzählte, waren seine Gefängniswärter. Und so bekam ein Mann, der in seinem ganzen Leben noch keiner Menschenseele etwas zuleide getan hatte, wegen erhöhtem Fluchtrisiko schärfere Haftbedingungen aufgebrummt als jeder durchschnittliche Mörder.

Das war 2013. McCollum war daraufhin weniger als zwei Jahre in Freiheit. Als er wieder festgenommen wurde, hatte er einen gefälschten Ausweis der Heimatschutz-Behörde bei sich, den er den Beamten übergab. Wie die Polizei bekanntgab, wurde er wegen schweren Diebstahls, Besitz eines gefälschten Dokuments, Auftretens als Polizeibeamter, unbefugter Benutzung eines Fahrzeugs, Besitz von Diebesgut und Hausfriedensbruchs angeklagt. Bei der Verlesung der Anklage wenige Tage später sagte seine Anwältin Sally Butler das, was jeder dachte, der in seinem Leben auch nur dreißig Sekunden mit einem Autisten verbracht hat: »Wenn Darius einfach einen Bus besteigen kann, dann sollten Sie ihn engagieren, damit er Ihnen zeigt, wie man Terroristen schnappt. Warum eigentlich nicht? So wäscht eine Hand die andere. Wenn irgendwer einfach so in den Busbahnhof marschieren und einen Bus klauen kann, dann brauchen wir vielleicht wirklich Hilfe, oder nicht?«

Als ich das las, musste ich an den Film *Catch Me If You Can* aus dem Jahr 2002 mit Leonardo DiCaprio denken, der auf der wahren Geschichte des Frank Abagnale basiert. Bereits vor seinem zwanzigsten Lebensjahr war Abagnale in verschiedenste Rollen geschlüpft und hatte durch Betrügereien mehrere Millionen Dollar ergaunert, so dass das FBI ihn irgendwann engagierte, um anderen Scheckfälschern auf die Schliche zu kommen. Zugegeben ist der Markt für Diebe öffentlicher Verkehrsmittel kleiner als der für Betrüger, aber es muss doch eine Möglichkeit geben, wie die Bundespolizei sich McCollums Fähigkeiten zunutze machen kann.

Einige Monate später ließ Darius McCollum aus seiner Zelle auf Rikers Island einen Hilferuf los. Er erklärte, dass er die Obsession, wegen der er sein halbes Erwachsenenleben hinter Gittern gebracht hatte, nicht mehr im Griff habe. »Ich scheine mich selbst nicht davon befreien zu können«, sagte er in einem Interview mit Associated Press. »Aber was soll ich tun? So was wie die Anonymen Alkoholiker gibt es nicht für die Süchtigen nach Bus und Bahn.«

Unzählige kleine Jungs machen etwas durch, was ich ihre Tötftöff-Phase nenne: In der Regel zwischen ihrem zweiten und siebten Lebensjahr bedeuten ihnen Züge (und häufig auch Flugzeuge und Busse) alles. Dann endet diese Leidenschaft. Doch bei Leuten mit Autismus verschwindet sie eben nicht, im Gegenteil, sie intensiviert sich häufig sogar.

So jedenfalls war es bei Gus. In seinem ersten Lebensjahr konnten wir die U-Bahn überhaupt nicht benutzen, weil er, sobald wir den Bahnsteig betraten, zu brüllen anfing. Doch diese entsetzliche Angst vor dem Lärm und der Geschäftigkeit verwandelte sich innerhalb eines Jahres in Verzückung. Der erste Laut, den er von sich gab, war nicht »Mama« oder »Papa«, sondern »Bing-bong«, das Warnsignal, das beim Schließen der U-Bahn-Türen ertönt. Noch bevor er selbst Sätze bilden konnte, bevor er nach Milch oder Saft fragte, wandte er sich oft völlig unvermittelt mir zu und sagte: »Bitte von den schließenden

Türen zurücktreten!« Als er später anfing, YouTube-Videos anzusehen, kamen internationale Varianten hinzu: das englische »Mind the gap«, das deutsche »Türen schließen« und das japanische »Happoufusagari!«. Als er und Henry drei waren, waren ihre Spielzeugloks aus der *Thomas und seine Freunde*-Serie mit gelbem oder rotem Klebeband markiert, je nachdem, wem von beiden sie gehörten. Sobald Henry in der Lage war, das rote durch gelbes Klebeband zu ersetzen, machte er sämtliche Züge nach und nach zu seinen. Doch als er fünf war, wurde seine Begeisterung für Züge von den Power Rangers abgelöst, die Züge gingen komplett in Gus' Besitz über, und der erweiterte fortan kontinuierlich seine Sammlung. Heute haben wir sämtliche neunundneunzig Züge (oder sind es hundert?) und viele sogar mehrfach. Gus würde sie nie hergeben. Wenn er abschalten will, benutzt er sie zum Stimming, indem er damit das typische Klick-klack-Geräusch von Zügen produziert. Ich habe ihn dazu verdonnert, das nur in seinem Zimmer zu machen, denn das Geräusch finden alle um ihn herum in dem Maße nervtötend, wie es für ihn entspannend ist, und sehr oft frage ich ihn, ob er nicht bereit wäre, die Züge einem jüngeren Kind zu schenken. »Das werde ich«, sagt er dann, und nachdem er dreißig Sekunden nachgedacht hat, schiebt er nach: »Aber noch nicht jetzt.«

Thomas und seine Freunde (im Original *Thomas the Tank Engine*) ist eine britische Kinderbuchserie mit sprechenden Zügen, aus der eine Fernseh-Zeichentrickserie, eine Spielzeuglinie und das Aushängeschild (äh, der Aushängezug) der britischen National Autistic Society hervorgegangen sind. Forscher haben untersucht, warum sie auf autistische Kinder eine so große Anziehungskraft ausüben. Das fängt schon bei den Gesichtern der Züge an – nicht nur, dass der Gesichtsausdruck sehr leicht zu interpretieren ist, sondern dass sie überhaupt Gesichter haben. Es ist die Verschmelzung von Maschine und Gefühl, die für das Denken von Autisten entscheidend zu sein scheint. Die Persönlichkeit und das Wesen jedes einzelnen Modells ändern sich nicht: Gordon ist immer die schnellste und stärkste Lok, Edward ist der gute Freund von allen und Thomas ein übereifriger kleiner Schwachkopf.

Außerdem sind Hintergrund und Kulissen sehr statisch. In die Erzählstimme muss ordentlich Geld gesteckt worden sein (in England ist es Ringo Starr, in den USA George Carlin, in Deutschland Sky du Mont), doch die Animation ist sehr einfach gemacht. Außer den Zügen im Vordergrund bewegt sich nicht allzu viel. Und selbst die Gesichter sind nicht sehr detailliert ausgearbeitet – sie sind entweder glücklich oder traurig, dazwischen gibt es nicht viel. Auf Menschen, die sich von kleinen Details, die anderen gar nicht auffallen würden, leicht ablenken lassen oder denen es schwerfällt, die Feinheiten der menschlichen Mimik zu entschlüsseln, wirkt das extrem entspannend. In einer Welt voller verwirrender Emotionen gibt es nichts Klareres als das ein wenig unheimlich-wütende oder glückliche Gesicht eines Thomas oder Percy – und die sind mit großer Regelmäßigkeit wütend oder glücklich. Ihre Emotionen sind praktisch binär, denn im Lande Sodor laufen Dinge erst mal schief und werden dann bis zum Ende jeder Folge wieder in Ordnung gebracht. Immer.

Außerdem sind die Spielzeugzüge sehr geeignet für detaillierte Beschreibung und Klassifizierung. Die winzigen Original-Holzzüge kosten fünfzehn bis dreißig Dollar, und daran sind die Autisten schuld. Warum? Weil sie Fälschungen sofort erkennen. Legen Sie sich nicht mit einem autistischen Kind und seinen Originalen an. Die Auktionshäuser Sotheby und

Christie mögen gepflegte, sozial kompetente Kundenbetreuer haben, aber ich bin überzeugt davon, dass die Leute, die wirklich wissen, was sie tun, Leute in Synthetik-Jogginghosen und nur halb zugeknöpften Hemden sind, die darüber lästern, wie es irgendjemandem entgehen kann, dass das Muster der Spritzer auf diesem angeblichen Jackson-Pollock-Gemälde nicht authentisch ist.

Viele Jahre lang haben Thomas und seine Freunde unser Leben bestimmt. Jahrelang hatten alle Geburtstagspartys, Filme, Bücher und Videos Thomas zum Thema. Wir haben ganze Urlaube um die Besichtigung einer lebensgroßen Thomas-Dampflok herum geplant. Irgendwo existiert noch ein pornographischer Thomas-Text, den ich für meinen Mann geschrieben habe. Klugerweise habe ich ihm den nie gezeigt, aber es kommt ein Gordon (die größte und stärkste Lok) und eine Emily vor und Pfeifen und Schornsteine und Loks, die verkuppelt werden, und eine befriedigte Emily, die Dampf aus ihrem Schornstein bläst und Gordon zuflüstert: »Du bist eine wirklich nützliche Lok.«

Irgendwann wurde Thomas dann durch Miniaturen von New Yorker U-Bahn-Zügen ersetzt. Auch von denen hat Gus jedes Modell und wartet immer sehnsüchtig auf neue. Die geplante Second-Avenue-Linie vom Hanover Square zur 125th Street ist für ihn ebenso bedeutsam wie die Comic-Con für einen Star-Trek-Fan. Jahrelang besuchte Gus ein cleveres Projekt der Stadt New York. Es hieß *Subway Sleuths* (U-Bahn-Detektive), fand nach der Schule statt und richtete sich an alle Zugfans unter den ASS-Kindern. Man ging davon aus, dass es diesen leichter fallen würde, die Regeln sozialer Interaktion einzuüben, wenn sie sie anhand eines gemeinsamen Interesses trainieren konnten. »Wir wollten die Kinder nicht dazu bringen, sich neurotypisch zu verhalten, sondern dazu, auf jede erdenkliche Art zu kommunizieren«, berichtete mir Susan Brennan, eine der Initiatorinnen des Programms. »Unser Schwerpunkt liegt daher nicht auf Sozialkompetenz, sondern auf dem zwischenmenschlichen Kontakt und dem Bewusstsein, dass es viele Regeln des sozialen Miteinanders gibt. Das ist schon ein wichtiger Schritt – sich überhaupt klarzuwerden, dass all diese Regeln existieren.«

Zuerst hielt ich das Projekt für Blödsinn, für nicht mehr als eine weitere Möglichkeit, die Kinder eine Zeitlang zu beschäftigen, damit die Eltern hin und wieder durchatmen konnten. Dann fragte ich Gus einmal nach Lev, einem anderen Kind, das er bei den *Subway Sleuths* immer traf. »Worüber redest du denn mit Lev?«, wollte ich wissen.

»Über Fahrpläne oder die Linien 1, 2 oder 3 und die Fahrplanänderungen am Wochenende bei der B und der D«, antwortete er. »Du weißt schon, Mom, über wichtige Dinge halt.«

Es ist ein Gemeinplatz, dass Autisten weniger emotional sind als neurotypische Menschen. Nichts könnte falscher sein. Sie haben nur manchmal sehr intensive Empfindungen für Dinge, die wir nicht nachvollziehen können. So hat beispielsweise *Onion News Network*, die Parodie auf eine Nachrichten-Website, eine Nachrichtenrubrik unter dem Titel »The Autistic Reporter«. Michael Falk (brillant dargestellt von dem Schauspieler und Dramatiker John Cariani) geht darin ein wenig anders an die Nachrichten heran als der Durchschnittsmensch. In einer Reportage mit dem Titel »Bei einem Unfall mit einem Toten blieb der Zug glücklicherweise unverletzt« stellt Falk fest, »dass ein 50-Tonnen-CometLiner 2 aus Stahl einen Mann überfahren hat, der auf die Gleise gestiegen war, um die Geldbörse einer Frau aufzuheben. Er war sofort tot, doch zum

Glück«, so Falk, »entstand am Fahrgestell kein nennenswerter Schaden. Der Zug brauchte lediglich von den menschlichen Überresten gereinigt zu werden, um wieder in makellosem Zustand zu sein.«

Ich will damit nicht behaupten, dass Gus sich über den Tod eines Menschen freuen würde. Aber er wäre auf jeden Fall äußerst erleichtert, dass dem Zug nichts geschehen ist.

Wenn Gus seine Hausaufgaben erledigt hat, geht er mit Michelle, seiner aktuellen Betreuerin, immer zu seinen Lieblingsorten: Port Authority, Penn Station oder Grand Central Station. An der Grand Central wird er von vielen Schaffnern begrüßt, einer hat ihm sogar ein MTA-Namensschild ausgedruckt, ein anderer ihm seine Schaffnermütze geschenkt. Viele lassen ihn auch in ihre Kabine und übers Mikrophon die Haltestellen aufsagen, die er natürlich alle kennt. »Harlem – 125th Street, Melrose, Tremont, Fordham ...« Wenn er bei White Plains und North White Plains angelangt ist, applaudieren die Passagiere oft.

Natürlich sind einige auch aufgebracht. Ängstliche Fahrgäste haben vorsichtshalber die Kabine inspiziert, um sicherzugehen, dass nicht er den Zug *fährt*. Letztes Jahr gab es einen Zwischenfall, als eine Fahrerin auf der Linie nach New Haven die Reihenfolge der Stationen durcheinanderbrachte und Gus sie korrigierte. Als sie ihn zuerst ignorierte und ihm dann einen bösen Blick zuwarf, fing er an zu schluchzen. Sie grinste. Dieser blöden Kuh hätte ich gerne erklärt: »Natürlich hat er auch geweint, weil Sie nicht mit ihm geredet haben. Aber vor allem, weil Sie, indem Sie die Haltestellen und Anschlüsse falsch durchgesagt haben, den Zug entehrt haben.«

Ich fürchte ja, dass Gus bei aller Leidenschaft für Fahrzeuge nie in der Lage sein wird, allein irgendwohin zu fahren. Oder aber, dass er überall allein hinfahren wird und dies jedes Mal in eine Katastrophe mündet – so wie bei Darius McCollum.

Glücklicherweise ist Gus mit seinen vierzehn Jahren entzückt, wenn er Züge und Busse einfach nur ansehen und ihre Routen ansagen darf. Er zeigt bisher kein Interesse daran, sie auch selbst zu fahren, und so scheint es wahrscheinlicher, dass er Zug-Gucker und nicht Zug-Dieb wird. *Trainspotting*, das Beobachten von Zügen, ist ein Phänomen, das 1942 in Großbritannien seinen Anfang nahm, als Ian Allan, ein junger Mann in der Presseabteilung der englischen Southern Railway, es leid war, Zugfans ihre unzähligen Fragen zu den Lokomotiven zu beantworten. Er schlug der Abteilung vor, eine Broschüre herauszubringen, der die wichtigsten Kennzahlen der Züge zu entnehmen sind. Sein Chef erklärte ihn für verrückt, also produzierte Allan das Heft selbst. Die erste Auflage des *ABC of Southern Locomotives* war sofort ausverkauft. Es folgten weitere Führer zu sämtlichen Zugstrecken Englands, und Clubs für *Trainspotting* (das damals *loco-spotting* hieß) schossen überall aus dem Boden. In den späten 1940er Jahren hatten diese Vereine insgesamt eine Viertelmillion Mitglieder. In den 1950er und 60er Jahren wurden eine Million Zug-ABCs mit Informationen zu 20 000 Lokomotiven verkauft. Ian Allan wurde ein reicher Mann.

Als die Dampflok ihre Bedeutung für das britische Transportwesen verlor, schwanden auch die Mitgliederzahlen in den Clubs. Inzwischen haben sie nur noch etwa 10 000 eingefleischte Mitglieder. Doch in England werden Exzentriker nach wie vor bereitwillig akzeptiert. An jedem beliebigen Bahnhof kann man dort ein paar dieser Sonderlinge in Anoraks sehen, die die Daten der vorbeifahrenden Lokomotiven in ihre abgewetzten Notizbücher eintragen. Sie sehen feierlich und zugleich zufrieden aus. Chris Donald, Gründer der populären britischen Comiczeitschrift *Viz* und begeisterter Trainspotter, tat vor Jahren in einem Interview kund: »In mancher Hinsicht kann ein Zug einem genauso viel geben wie eine Frau.« Wie Dolores, seine Frau und die Mutter der gemeinsamen drei Kinder, das findet, war nicht zu lesen.

―――――――

Warum beschäftige ich mich eigentlich so intensiv mit dem Schicksal von Darius McCollum, wo Gus doch offensichtlich nicht auf ein Leben als Zug-Entführer zusteuert?

Weil ich gesehen habe, was passiert, wenn Gus einen Zwang entwickelt. Ich habe mitbekommen, wie er Stunden und Tage damit zubringt, Züge zu beobachten, sie sich einzuprägen, ihre Routen zu verinnerlichen, die Namen der Fahrer und sogar, wo sie wohnen, in Erfahrung zu bringen. Was, wenn diese Liebe sich verändert? Wenn Gus einmal beschließen sollte, dass er einen Zug fahren will, statt ihn nur anzusehen, dann wird er ihn auch fahren.

Weil Darius McCollum mir den Schlaf raubte, richtete ich eine Facebook-Seite ein: »Darius McCollum braucht einen Job.« Ich wollte unbedingt wissen, warum in Teufels Namen die MTA keine Arbeit für diesen Mann finden konnte.

Im Verlauf meiner leidenschaftlichen Facebook-Debatte schrieb mir eine Frau: »Natürlich kann die MTA ihn nicht anstellen – ihre Versicherung würde nie dafür geradestehen, er ist einfach zu unberechenbar.« Ich hätte sie am liebsten angeschrien: »Genau da täuschen Sie sich. Darius McCollum ist hundertprozentig berechenbar. Ich kann Ihnen sagen, was er tun wird, wenn er freikommt: Er klaut ein Fahrzeug und fährt damit herum, ohne Schaden anzurichten.«

Eine Frau, die mir für meine Facebook-Initiative sehr dankbar war, schrieb mir privat. Ramona A. war 1983 dreiunddreißig Jahre alt, als sie wegen einer schweren Essstörung ins Krankenhaus eingewiesen wurde. McCollum, der damals gerade seinen ersten Zug entführt hatte, wurde in ihre Abteilung verlegt. »Er war ein ganz sanfter, süßer Junge und hatte große Schwierigkeiten zu kommunizieren. Zu Gleichaltrigen konnte er keinen Kontakt herstellen (die anderen Patienten ordneten ihn als ›merkwürdig‹ ein und gingen ihm aus dem Weg). Er konnte ausschließlich über das U-Bahn-Netz sprechen. Er legte all diese seltsamen und abstoßenden Verhaltensmuster an den Tag, anhand derer ich ihn heute, im Rückblick, am oberen Ende des autistischen Spektrums einordnen würde. Er redete zum Beispiel ununterbrochen auf einen ein – in der Regel sprach er, wie gesagt, von U-Bahnen und Zügen. Er sprach sehr schnell und oft undeutlich. Wenn es einem gelang, kurz zu Wort zu kommen, ignorierte er das und sprach einfach weiter. Er kam allen Leuten körperlich viel zu nahe und achtete überhaupt nicht auf irgendwelche Signale in der sozialen Interaktion. Außerdem schlich er auf der Abteilung herum, und (tut mir leid, jetzt wird es unappetitlich) wenn er eine Ecke fand, wo niemand war, kackte er auf den Boden. Warum, weiß ich nicht. Vielleicht wollte er damit deutlich machen, wie wütend er war, dass er hier sein musste.« Seine Mutter besuchte ihn zwar, schien aber ratlos. Und doch war er ein ausgesprochen netter Mensch, erinnerte sich Ramona. »Ich kann ihn mir beim besten Willen nicht im Gefängnis vorstellen.«

Ramonas Nachricht machte mich so traurig, dass ich den Fehler beging, Darius McCollums eigene Facebook-Seite aufzusuchen. Sie zeigte ein Foto, auf dem er überglücklich vor einem Zug der Linie D posiert. Und es fanden sich dort auch einige neuere Posts:

Ich brauche eine Frau. Ich suche eine, für die ich sorgen kann, die ich lieben und der ich mich mitteilen kann und auch jemanden, der mich versteht. Ich möchte doch nur geliebt werden.

Nur so aus Neugier, ich frage mich, ob es da draußen Leute gibt, die vielleicht Züge mögen oder sogar richtige Zug-Freaks sind. Ist so eine Leidenschaft von mir.

Ich war schon immer der Mann für die eine Frau und werde es immer bleiben. Auch wenn ich jemanden suche, will ich nur diese ganz bestimmte Person.

Der neueste Post zeigte das Foto einer Frau mit langen schwarzen Haaren. »Nun könnt ihr sie sehen: Das ist meine derzeitige junge Lady, mit der ich zusammen sein will, und ich liebe sie sehr.« Der Text stammt vom 7. November 2015. Am 13. November wurde Darius beim Busdiebstahl festgenommen

Ich schrieb an Mary, Darius' »derzeitige junge Lady«. Sie stammt von den Philippinen, die beiden hatten sich auf einer Art Dating-Plattform kennengelernt. Persönlich hatten sie sich noch nie getroffen, und sie schien alles andere als eine dieser »Katalog-Bräute« von den Philippinen zu sein, von denen man immer hört. Sie hatte Darius sehr ins Herz geschlossen und war daher tief betrübt über seine Verhaftung: »... als ich hörte, dass er verhaftet wurde, war ich sehr schockiert, weil er viele Geheimnisse vor mir hatte. Nun bin ich sehr traurig und mache mir Sorgen um ihn. Ich hoffe, er wird eines Tages ein besserer Mensch. Ich verurteile ihn nicht, ich verstehe ihn.« Als sie jedoch erfuhr, dass er nicht, wie er ihr gegenüber behauptet hatte, ein Angestellter der MTA war, reagierte sie weniger verständnisvoll. Sie fühlte sich betrogen und war verstört. Von Autismus hatte Mary nie zuvor etwas gehört.

Ich mailte an Darius' Rechtsanwältin Sally Butler und bot meine Hilfe an, ohne recht zu wissen, worin die bestehen könnte. Vielleicht hoffte ich auf einen Lotteriegewinn, von dem ich ein Jahr lang einen »Schatten« für Darius bezahlen konnte, jemanden, dessen Job es sein sollte sicherzustellen, dass Darius seinen Job zuverlässig machte, wodurch man die MTA überzeugen könnte, ihn einzustellen.

Ich war sehr froh zu erfahren, dass Darius von einer Welle des Mitgefühls getragen wurde. Es war sowohl eine Dokumentation über ihn geplant als auch ein Spielfilm, mit Julia Roberts als seiner Anwältin.

Aber was nützte ihm das? Er saß auf Rikers Island in Einzelhaft. Er war ein Einzelkind, seine Eltern waren alt und lebten in South Carolina, auf jeden Fall hatten sie längst kapituliert. »Ich glaube, im Augenblick sind meine Kanzlei und unsere Mitarbeiter mehr oder weniger seine Familie«, sagte mir Butler. Ich heulte ein bisschen herum, dann rief ich die MTA an. Ich wollte unbedingt wissen, was eigentlich so fürchterlich daran wäre, dem Typen einen Job zu geben.

Adam Lisberg, der externe PR-Chef, versuchte zwar, geduldig zu sein, redete mit mir aber wie mit einem leicht beschränkten und übermüdeten Kleinkind. »Also ... er hat einen *Zug* gestohlen. Er stiehlt Busse. Er wird hier niemals in welcher Funktion auch immer angestellt werden. Er hat immer wieder gegen die MTA-Vorschriften verstoßen.« Die MTA wollte sich gar nicht dazu äußern, ob Darius McCollum Hilfe bräuchte oder strafrechtlich verfolgt werden sollte – sie waren lediglich sicher, dass in ihrem Betrieb kein Platz für ihn war. »Finden Sie denn, wir sollten ausgerechnet jemanden für die MTA arbeiten lassen, der sich fälschlich als MTA-Mitarbeiter ausgegeben hat?«

Ja. Ja, das finde ich.

Lisberg erklärte mir, dass das Problem nicht darin besteht, dass Darius Autist ist. Im Gegenteil, er behauptete sogar, dass die MTA ohne Autisten gar nicht funktionieren könnte. »Wir haben eine größere Zahl von Autisten im operativen Geschäft oder in der Einsatzplanung der Busse«, erklärte er mir. »Die lieben das und können gar nicht genug davon bekommen. Wir beschäftigen in allen Abteilungen auch Menschen im Spektrum. Daran liegt es also nicht. Aber dieser Kerl hat seine Impulse nicht unter Kontrolle. Und wenn das schon außerhalb der MTA so ist, was glauben Sie, wie das wird, wenn er erst hier arbeitet und sich eines Tages in den Kopf setzt, dass er einen ganz bestimmen Bus oder Zug fahren will?« Lisberg merkte, dass er mich nicht überzeugen konnte. »Schauen Sie, bei uns können Busfahrer ihren Job verlieren, nur weil sie ihre Uniform nicht in Schuss halten. Ich würde sagen, einen Bus zu stehlen geht weit darüber hinaus, meinen Sie nicht?«

Nein, Mr. Lisberg, meine ich nicht. Ich meine, dass Darius McCollum – und eines Tages auch mein Gus – der beste Angestellte wäre, den Sie je haben könnten.

Und ihre Uniformen wären immer piccobello.

6
Wie peinlich!

»Tu ... bitte ... gar nichts«, zischt Henry mir zu, während ich genau das weiter tue, was ich bisher getan habe: gar nichts.

Wenn Henry in diesem Zustand ist, ist es am besten, keinen Augenkontakt mit ihm aufzunehmen. Also beantworte ich weiter E-Mails auf meinem Handy und flüstere ihm zu: »Was genau glaubst du, wird passieren?«

»Ich kenne dich«, antwortet er. »Du wirst mit ihm reden. Du wirst ihn um ein Foto bitten. Du wirst *tanzen*!«

Dank meiner Freundin Janice, Chefredakteurin der Zeitschriften *Billboard* und *Hollywood Reporter*, sind Henry und ich in Los Angeles bei einem Fotoshooting mit Andy Samberg, einem von Henrys kulturellen Idolen. Samberg und seine Comedy-Truppe namens *Lonely Island* drehen gerade einen Film über einen unerträglichen Justin-Bieber-artigen Rockstar. Das Setting dieses Shootings sieht vor, dass er und seine Jungs mit ihrer Entourage aus Bodyguards und einem Fahrer aus einem Hummer steigen (ich sage nur: Nebelmaschine), nur dass die Bodyguards Siebenjährige sind und der Fahrer Henry ist. Ein paar Tage zuvor hatte ich einen Anruf der Leiterin der Bildredaktion von *Billboard* bekommen. »Kann Ihr Sohn schauspielern?«, fragte sie mich.

»Überhaupt nicht«, antwortete ich. »Aber er ist wirklich gut darin, einfach geradeaus zu starren, ohne zu lächeln.«
»Perfekt, wir nehmen ihn«, meinte sie.
Also habe ich meine Vielflieger-Meilen dazu genutzt, mit Henry nach L.A. zu fliegen, damit er Andy Samberg kennenlernen kann. Und schwelge nun in Mutterstolz: Er sieht fabelhaft aus in seinem wie angegossen sitzenden schwarzen Anzug, den Dolce-&-Gabbana-Loafers, der Sonnenbrille und der CIA-Ohrhörer-Attrappe. Er hat es sogar genossen, dass die Stylistin sich ausgiebig mit ihm beschäftigte, jedenfalls so weit seine düstere Grundhaltung es zuließ.
Das Problem für Henry bestand allerdings darin, dass ich jeden Augenblick irgendetwas tun könnte, worüber alle anderen im Raum sich später lustig machen würden: ihm sagen, wie süß er aussieht. Oder Samberg um ein Autogramm bitten. Oder ein Foto von der anbetungswürdigen Requisiteurin machen, die Henry so hübsch findet. Okay, vielleicht habe ich das tatsächlich gemacht. Vielleicht ist er dabei auch vor Scham gestorben. Aber: Es geht doch um unvergessliche Momente!
Es ist außerdem wahnsinnig aufregend, dass irgendjemand auf dieser Welt mich tatsächlich für ein unberechenbares wildes Huhn hält. Dabei bin ich ungefähr so sehr wildes Huhn wie Emily Dickinson. Aber in Henrys Vorstellung bin ich im Begriff, Andy Samberg zu packen und mit ihm auf der Motorhaube des Hummers herumzuknutschen. Nur weil ich einmal, nur ein einziges Mal, zu *Y.M.C.A.* gesungen und die Buchstaben getanzt habe, als sein Bus zum Sommerlager abfuhr. Aber mal ehrlich: Welcher Mensch, der in den Siebzigern aufgewachsen ist, würde das nicht tun?
Ich verrate jetzt mal ein schmutziges kleines Geheimnis aller Eltern: Es macht einen Heidenspaß, wenn unsere Kin-

der wegen uns vor Scham im Boden versinken. Zugegeben, manchmal wird es auch ungewollt peinlich. Als Ärztin hielt meine Mutter beispielsweise alle medizinischen Details grundsätzlich für hochinteressant. Vielleicht beglückte sie meine Freundinnen deshalb gerne mit Geschichten über meine schwierige Geburt und bot im Anschluss an, ihre Kaiserschnittnarbe vorzuzeigen. Aber viel häufiger wissen wir Eltern durchaus, was wir tun. Scham ist Muskeldehnung mittels Humor. In einem Interview mit *Entertainment Today* erzählte Michelle Obama einmal: »Barack und ich bringen unsere Kinder ausgesprochen gerne in Verlegenheit. Wir drohen ihnen sogar damit. Wenn Sie manchmal sehen, wie ich ihnen in der Öffentlichkeit etwas zuflüstere, dann sage ich gerade: ›Sitz gerade oder ich mache was, was dir peinlich ist. Ich fange gleich an zu tanzen.‹«

Die Masche funktioniert besonders gut im Alter von, grob geschätzt, zwölf bis achtzehn. Henry vergisst regelmäßig, mir zu simsen, wenn er irgendwo ankommt. Als er kürzlich mit einem Freund abends zu einem Baseballspiel aufbrach, habe ich ihm gedroht: Wenn er vergessen würde, sich zu melden, würde ich die Nummer des Stadionsprechers der Mets herausfinden, und dann würde er über die Stadionlautsprecher zu hören bekommen: »Die Mutter von Henry Snowdon möchte, dass er zu Hause anruft.«

In ein paar Jahren funktioniert das vermutlich nicht mehr. Aber noch ist er erst vierzehn, da sind noch letzte Spuren eines Glaubens an meine Allmacht vorhanden. Wer weiß, vielleicht hätte ich die Nummer des Stadionsprechers ja wirklich rausgekriegt. Vielleicht hätte ich tatsächlich angerufen. Könnte passieren. Gruselige Vorstellung.

Zu meiner Verteidigung muss ich anführen, dass Henry

umgekehrt einen beträchtlichen Teil seines Lebens der Aufgabe widmet, mich in Verlegenheit zu bringen. Ich habe noch immer eine Nachricht von Ms. Wahl, seiner geliebten Lehrerin aus der fünften Klasse, die ich eigentlich für die geduldigste Person der Welt gehalten hatte: »Hallo! Henry weigert sich, bei der Probe für die Abschlussfeier das Treuegelöbnis auf die Flagge mitzusprechen. Er sagt, er sei mit Amerika nicht einverstanden und sein Vater sei Sozialist. Ich habe ihm gesagt, wenn er eine entsprechende Bescheinigung von zu Hause mitbringt, könnte ich das akzeptieren, aber irgendwie finde ich doch, er sollte sich einfach beteiligen und mitsprechen. Ihre Meinung?«

Beschämung mag eine äußerst unangenehme Erfahrung sein, aber wie bei vielen unangenehmen Dingen machen wir uns viel zu selten bewusst, welch bedeutende Rolle sie für unser Menschsein spielt. Wer peinlich berührt ist, hat bestimmte ungeschriebene Regeln des sozialen Miteinanders verstanden. Er weiß, dass sie überschritten wurden. Und wenn man als Vierzehnjähriger auf das Verhalten anderer überreagiert, zeigt das, dass man gerade dabei ist, zu lernen, wie man sein eigenes Verhalten regulieren kann.

Was aber, wenn man ein Kind hat, dem man nie peinlich ist – und das es umgekehrt auch nicht mitbekommt, wenn es einem selbst peinlich ist? Was dann? Niemand weiß die Fähigkeit, sich zu schämen, mehr zu schätzen als Eltern eines Kindes, das gegen Beschämung immun ist.

Kürzlich las ich folgende Schlagzeile: »Philadelphia: Frau bekommt wegen autistischem Sohn gemeinen anonymen Brief«. Ich zuckte schon bei der Vorstellung, was da wohl drinstünde, zusammen. Aber es war noch schlimmer. Bonnie Moran fand eines Morgens diesen Brief in ihrem Briefkasten (nicht redigiert):

An die Mutter des kleinen Kindes in diesem Haus:

Das Wetter wird besser und wie andere normale Leute auch mach ich das Fenster auf, um frische Luft reinzulassen. NICHT um irgendein BALG zu hören, das rumbrüllt und dabei mit den Händen rumwedelt wie ein Vogel. Mir egal, ob's an Ihrer Erziehung liegt oder ob er behindert ist. Aber das ständige Gebrüll muss aufhören. Niemand will hören, wie er sich wie ein wildes Tier aufführt, das ist extrem nervig, und außerdem macht es meinen normalen Kindern Angst. Sie stehen nur daneben und reden auf ihn ein und machen nichts. Übrigens sehen Sie wie eine Idiotin aus, wenn er Sie so schikaniert. Sorgen Sie mal auf altmodische Weise für Disziplin, dann wird er sich schon benehmen. Und wenn Ihr Kind frische Luft braucht: Gehen Sie mit ihm in den Park, nicht hinters oder vors Haus, wo andere Leute gerade von der Arbeit heimkommen oder freihaben oder sich einfach entspannen wollen. Niemand will ewig diese schrille Stimme hören. Machen Sie irgendwas mit dem Kind!

Zuerst hat Bonnie Moran stundenlang geheult. Die Geschichte hat jedoch ein Happy End. Nach der Lektüre des Artikels habe ich sie kontaktiert. Sie berichtete mir, dass sie herausgefunden hat, von wem der Brief stammte. Sie hat die Frau zu sich eingeladen, um Zeit mit ihrem Sohn zu verbringen und dann vielleicht besser zu verstehen, was Autismus bedeutet. Die Nachbarin legte stattdessen noch nach und warf Moran vor, eine schlechte Mutter zu sein, die nur nach Aufmerksamkeit giere. Als Moran den Brief jedoch in einer örtlichen Facebook-Gruppe postete, luden zahlreiche entsetzte Nachbarn ihren Sohn zum Spielen ein, damit er sich im Viertel willkommen fühlte.

Die Geschichte erinnerte mich daran, dass alle Mütter mit ASS-Kindern Momente schwerer Kränkungen durchmachen müssen. Auch ich.

Ich habe gewissermaßen noch Glück: Gus rastet zumindest nicht aus, wenn die Dinge nicht nach seinen Vorstellungen laufen. Aber abgesehen davon bedeuten ihm soziale Normen tatsächlich überhaupt nichts. »Er findet die MTA ein bisschen toller als wir anderen Menschen«, sage ich immer, wenn Gus irgendwelche arglosen Mitmenschen nötigt, den U-Bahn-Netzplan zu halten und seinen Streckenerklärungen zu lauschen. Ich habe ihn schon mehrfach von Obdachlosen wegzerren müssen, mit denen er Gespräche über Gott und die Welt führte, nachdem er mich aufgefordert hatte, ihnen mein Geld zu geben. Und ich wurde schon häufig in Kinos und Theatern gebeten, doch bitte still zu sein, weil Gus nicht weiß, was Flüstern ist. Halloween ist unser Lieblingsfeiertag und vermutlich auch der der Eltern anderer Autisten, denn an diesem einen Tag können unsere Kinder ausnahmsweise nichts überdurchschnittlich Merkwürdiges anrichten. Obwohl Gus keine Süßigkeiten isst, geht er sehr gerne welche sammeln. Es ist genau das richtige Maß an zwischenmenschlichem Kontakt für ihn. Man sagt einen Satz zu den Leuten an der Tür, sie bestaunen einen, man geht weiter. (Zumindest läuft es inzwischen so ab. Früher stürmte Gus in die Wohnungen und weigerte sich, wieder zu gehen, bevor er jedes Zimmer inspiziert hatte.)

Im letzten Jahr, mit dreizehn, war Gus Disneys Maleficent,

die dunkle Fee, wallendes Gewand und Hörner inklusive. Er weiß, dass sie weiblich ist, aber das ist ihm egal. Sie kann sich in einen Drachen verwandeln, damit ist alles geritzt. Henry, der sich als Korinther oder so ähnlich verkleidet hatte (so ganz habe ich es nicht kapiert, aber wegen historischer Authentizität dauerte das Einkaufen ewig), schämte sich furchtbar, als die Leute seinen Bruder fotografierten, wie er aus vollem Halse »Wa-ha-ha-ha-haa!« brüllte. »Mein Süßer«, sagte ich ihm, als er am liebsten im Boden versunken wäre, »dazu leben wir doch in New York.«

Auch Sittsamkeit ist Gus komplett fremd. Ich bin jemand, der nicht einmal in Gegenwart eines Hundes, geschweige denn eines menschlichen Wesens auf die Toilette gehen würde, und insofern machte es mich rasend, dass mein Kind nicht begreifen will, wozu man die Tür schließt. Gus merkt weder, dass seine Hose so weit runterhängt, dass man seinen Hintern sehen kann, noch weiß er mit seinen vierzehn Jahren, dass es in Gegenwart anderer nicht wirklich angebracht ist, nackt zur Dusche zu laufen. Oder er versteht zwar schon, dass er sich ein Handtuch umbinden soll, aber nur, weil ich es so will. Noch immer ist ihm nicht ganz klar, wo das Handtuch hingehört. In der Regel wirft er es sich über die Schulter.

»Ist dir das nicht peinlich?«, fragt Henry, während wir die Straße entlanggehen und Gus seelenruhig leise vor sich hinquasselt. Henry hat mich daran erinnert, dass Gus seit letztem Jahr allein zur Schule gehen will, was Gus völlig angemessen erscheint, mir aber so vorkommt, als würde man ihn seine ganz persönliche Version von *Frogger* spielen lassen.

»Jetzt stell dir mal vor, er tut das, wenn er allein unterwegs ist – Gus, hör auf damit!!!«, schreit Henry zum hundertsten Mal an diesem Tag. An Tagen, an denen er etwas optimistischer drauf ist, äußert er seine recht eigene Theorie dazu: »Vielleicht finden wir in dreißig Jahren heraus, dass Gus alles nur vorgetäuscht hat und in Wirklichkeit ein britisches Superhirn ist, das unsere Familie infiltrieren wollte.«

Es gibt zahllose Studien über Scham. (Und manche sind sogar lustig: Zum Beispiel, wenn man jemanden bittet, sich verschiedene Menschen auf Fotos anzuschauen, und ihm dann mitteilt, dass er den Leuten laut Messung seiner Augenbewegung überdurchschnittlich lange auf den Schritt gestarrt hat? Es folgt allgemeine Belustigung.) Scham ist eine soziale Emotion: Wir schämen uns, wenn etwas, was wir tun oder was jemand anderes tut, in Gegenwart anderer in Konflikt mit unserem Selbstbild gerät. Der Schlüsselbegriff hierbei ist »Selbstbild«. Ein entscheidendes Anzeichen für Autismus besteht in der Unfähigkeit zu verstehen, dass andere Menschen Gedanken, Gefühle und Bedürfnisse haben, die sich von den eigenen unterscheiden, und so erscheint es nicht verwunderlich, dass viele Autisten nicht verlegen werden – sie haben kein Gefühl dafür, wer sie in Bezug auf andere Menschen sind. Bei Gus jedenfalls ist das ganz sicher so.

Was aber macht man als Eltern? Einerseits versucht man, die Verhaltensweisen zu unterbinden, die im sozialen Umgang am wenigsten tolerierbar sind. »Ich darf mich nur anfassen, wenn ich allein in meinem Zimmer bin«, hat Gus mir gegenüber mehrfach verkündet, und während ich einerseits optimistisch davon ausgehe, dass meine Botschaft angekommen ist, hoffe ich andererseits inständig, dass er den Satz nicht als interessanten Gesprächseinstieg bei der Geburtstagsparty eines Freundes betrachtet.

Es gibt aber noch eine Menge anderer störender oder schwieriger Verhaltensweisen, die ich ihm nicht komplett abgewöhnen konnte und die ich deshalb irgendwie gewinnbringend zu nutzen versuche. So konnte ich Gus zum Beispiel jahrelang nicht davon abhalten, ans Telefon zu gehen. Sein Bedürfnis, mit Menschen zu kommunizieren, übersteigt seine tatsächliche kommunikative Kompetenz bei weitem. Gus stürzte also bei jedem Klingeln an den Apparat, und ich fand ihn dann vertieft in Gespräche mit Leuten, für die ich arbeitete. Er fragte sie meist, wo sie wohnen und wo sie am Abend hingingen, und beschrieb ihnen dann, wie sie dort am besten hinkämen. Mit der Zeit schrieben mir immer mehr Leute E-Mails und SMS, und irgendwann dämmerte mir, dass nur noch Telefonverkäufer unseren Festnetzanschluss zu Hause nutzten. Henry, dessen Dasein praktisch ausschließlich darin besteht, irgendwem irgendwelche Streiche zu spielen, überredete mich, Gus trotzdem rangehen zu lassen. Nun also wartet Gus geduldig die Stille oder die automatische Ansage ab, bis ein menschliches Wesen sich meldet. Und dann wird es lustig: »Ja, meine Mutter ist da. Was möchten Sie sie fragen? Wo wohnen Sie? Welche Haltestelle ist da in der Nähe?« Zuerst hatte ich Schuldgefühle, aber Henry konnte mir eine passende Rechtfertigung liefern: »Telefonverkäufer stehlen dir deine Zeit, also zahlst du es ihnen nur mit gleicher Münze heim.«

Zuletzt bekamen wir immer weniger solche Anrufe. Mein Verdacht ist, dass es eine schwarze Liste gibt: »Bei folgenden hochgradig bekloppten Kindern zu Hause bloß nicht anrufen!«

Es gibt wahrlich Schlimmeres als ein autistisches Kind, dem nichts peinlich ist, wie ich kürzlich herausfand. Viel Schlimmeres.

Gus und ich waren bei einem Konzert, das Music for Autism veranstaltete, eine großartige Organisation, die Künstler vom Broadway zu einstündigen Konzerten für Kinder im Spektrum zusammenbringt. Ach was, vergessen Sie die Kinder – es ist vor allem ein Segen für uns Eltern. Eine Stunde lang brauchen wir uns keine Sorgen darüber zu machen, dass unser Kind durch ein normalerweise in der Öffentlichkeit fragwürdiges Verhalten irgendwen daran hindert, sich zu amüsieren. Tanzen in den Gängen und lautes Mitsingen sind ausdrücklich erwünscht. Mit anderen Worten, bei einem Konzert von Music for Autism bin ich genauso frei von jeglicher Scham wie Gus.

Bei dieser Auszeit von der Wirklichkeit wurden Hits aus dem Gloria-Estefan-Musical *On your Feet* zum Besten gegeben, und Gus tat das, was er immer tun möchte, aber normalerweise nicht darf: Er rückte in andächtiger Verzückung bis auf dreißig Zentimeter Entfernung an die Sängerin heran und tanzte mit ihr. *Rhythm Is Gonna Get You* heißt ein Lied von Gloria Estefan, und das traf hier auf viele und insbesondere auf Gus zu.

Doch dann fiel mir dieses Kind ins Auge, etwa in Gus' Alter, olivbraune Haut und ausgesprochen hübsch. Der Junge war kurz davor durchzudrehen. Ununterbrochen redete er auf seine Eltern ein: »Es tut mir leid ... es tut mir so leid ... es tut mir leid.«

Es gab überhaupt nichts, was dem kleinen Kerl leid tun musste, außer vielleicht, dass er nicht aufhören konnte, immer diesen Satz zu wiederholen, und dass seine Eltern ihn nicht davon abbringen konnten. Entschuldigte er sich für etwas, was er getan hatte, oder war das reine Echolalie (ein Verhalten, das in der exakten Wiederholung von Wörtern und Sätzen besteht, die der Sprecher nicht immer begreift oder so meint – ein für Autisten typisches Verhaltensmuster)? Ich wusste es nicht. Eines aber wusste ich: Wenn er, aus welchem Grund auch immer, in der Lage war, sich für sein Verhalten zu schämen – ein Verhalten, das er nicht unterdrücken konnte, während er sich deutlich bewusst war, dass es nicht normal war –, *dann tat er mir leid.* Ich hätte ihn am liebsten geherzt und ihm etwas von Gus' Selbstvergessenheit abgegeben. Ich wünschte mir in jenem Augenblick, die Sängerin würde *Born This Way* von Lady Gaga anstimmen.

Aus Schmerz entsteht Wachstum – darüber denke ich ständig nach. Will ich, dass mein Sohn verlegen ist und sich schämt? Ja, durchaus, das will ich. Gus hat noch keine Selbstwahrnehmung, und Scham ist ein Bestandteil von Selbstwahrnehmung. Es ist das Wissen, in einer Welt zu leben, in der Menschen möglicherweise anders denken als man selbst. Scham ist demütigend und lehrreich zugleich. Schamlosigkeit kann auf der einen Seite Skrupellosigkeit und häufig Erfolg bedeuten. Auf der anderen Seite, auf der Gus sich befindet – der mit dem Regenbogen und dem Einhorn und dem »Was soll falsch daran sein, draußen nackt herumzulaufen?« –, bedeutet Schamlosigkeit, dass man nie wirklich begreift, wie andere Menschen denken und fühlen. Ich möchte, dass er die Norm wenigstens kennt, selbst wenn er sie letztendlich ablehnt.

Es gibt Anzeichen für Veränderungen – wenn auch nur in kleinen Schritten. Kürzlich trug ich Low-Rise-Jeans, der Fluch aller pummeligen Frauen mittleren Alters. Als ich mich hinunterbeugte, um irgendetwas vom Boden aufzuheben, habe ich vermutlich nicht bemerkt, dass sie mir dabei halb vom Hintern rutschten. Mit einem unendlich mitleidigen Blick – und dem gleichen Handgriff, den ich bei ihm schon tausendmal angewandt habe – versuchte Gus, hinter mir stehend, die Hose hochzuziehen.

»Das sieht doof aus, Mommy«, sagte er, und darüber freute ich mich wahnsinnig.

7
Nichts wie weg!

ICH: Wisst ihr was? Wir fahren nach Alaska!
GUS: Gibt es dort Milchreis?
HENRY: Nein.
JOHN: Was soll das kosten?

Warum nur habe ich geglaubt, dass es bei dieser Reise anders sein würde? Dass ich Jubelschreie zu hören bekäme wie »Yeah!« oder »Du bist die beste Mama der Welt!« oder »Das wird unsere zweite Hochzeitsreise!«. Na gut, Letzteres wäre ein bisschen viel verlangt. Der Rest eigentlich auch.

Ich habe beim Reisen mit meiner Familie keine guten Erfahrungen gemacht. Inzwischen betrachte ich diese Unternehmungen weniger als Abenteuer, sondern mehr als anthropologische Studie, als die Möglichkeit, die Charakterschwächen der Menschen zu dokumentieren, die mir am nächsten stehen. Und dennoch blieb mir meine romantisierende Sicht auf Familienurlaube erhalten: Dieses Mal wird alles anders. Dieses Mal wird es *die* Reise.

Im Hintergrund wabert dabei immer mein sehnlichster Wunsch: Dass Gus irgendwann doch noch zu einem Fan des Neuen wird oder jedenfalls nicht sein erbittertster Feind bleibt. Dies ist Bestandteil meiner alternativen Realität, in der Gus in

Normalland lebt. In Normalland brauche ich keine Schachtel Cheerios im Gepäck, für den Fall, dass sie mal irgendwo aus irgendwelchen Gründen ausgehen. In Normalland ist mein Gus an Sightseeing und Gesprächen mit den Einheimischen interessiert, statt beispielsweise an den An- und Abfahrten der Busse vor dem Hotel. In Normalland schmecken Gus mehr als fünf Lebensmittel. Dort schaut er Leute an, denen er die Hand schüttelt. Dort merkt er, wenn seine Hosen rutschen, und zieht sie selbst wieder hoch. Und vor allem weint er in Normalland nicht jeden Nachmittag vor Sehnsucht – nicht nach seiner Familie, die er ja um sich hat, sondern nach seinen Sachen. Den Vorhängen in seinem Zimmer, mit den Schlangen und Löwen und Giraffen und noch ein paar Tieren, die der Stoffdesigner meiner Meinung nach frei erfunden hat. Den kleinen Monstertrucks mit den Reibrädern, deren Geräusche ihn beruhigen. Seinen Schurkenfiguren, seinen Zügen, seinen Schneekugeln und vor allem seinem Zauberstab, ein Geschenk von Maleficent, das er gelegentlich immer noch benutzt, wenn er sich Videos von ihr ansieht, dabei ihre Szenen nachspielt und ihren Text mitschreit, genau wie ich früher in Mitternachtsvorführungen der *Rocky Horror Picture Show*. Das sind die Dinge, um die er weint. Ich habe sie alle fotografiert und auf seinem Computer gespeichert, und in seinen schwächsten Momenten zeige ich ihm die Bilder: Schau! Alles noch da, es wartet auf dich! Auf Urlaubsreisen sind seine Tränen so vorhersehbar wie Gewitter in den Tropen. Sie trocknen immerhin schnell, und dann strahlt er wieder. Aber in Normalland wacht Gus nicht jeden Morgen auf und verkündet freudig, wie viele Tage es nur noch dauert, bis wir wieder nach Hause fahren.

Wir sind nie viel verreist. In Henrys und Gus' ersten sechs Lebensjahren bestand Verreisen aus gelegentlichen Übernachtungen an einem Ort mit Strand. Ich redete mir ein, dass es ihnen dort gefallen würde, obwohl sie sich immer, wenn ich sie mit ins Wasser nahm, an mich klammerten wie Pavianbabys. Warum ging ihre Mutter bloß einer so abstrusen Tätigkeit nach wie Schwimmen? Während die Kinder um mich herum vor Vergnügen kreischten, im Sand buddelten und ins Wasser sprangen, kletterten Henry und Gus in dem Versuch, dem Sand unter ihren Füßen zu entkommen, an meinen Beinen hoch. Ihre Kulleraugen und zitternden Lippen schienen zu fragen: »Was ist das denn für ein bodenloser Abgrund aus Nässe und Schmutz? Es ist heiß, und es gibt Ungeziefer – wir sind vermutlich hierher geschickt worden, weil wir etwas sehr, sehr Böses getan haben.«

Flugreisen kamen schon gar nicht in Frage, teils, weil Gus nicht stillsitzen konnte, aber vor allem, weil ich mich immer so über andere Mütter ärgerte, wenn sie ihre kleinen Kinder mit ins Flugzeug nahmen. Ich selbst wollte daher auf keinen Fall in den »Die Frau, die alle hassen«-Club aufgenommen werden. Denn ich bin felsenfest überzeugt: Wenn die Geschichtsschreibung später einmal in der Lage sein wird, uns die Scheidung von Brad und Angelina zu erklären, wird sie weder auf eine andere Frau noch auf zu viel Alkoholkonsum zurückzuführen sein, sondern auf häufige Flugreisen mit sechs Kindern.

Zu meinen lebhaftesten Reiseerinnerungen gehört eine Geschäftsreise, während der ich neben einer Frau und ihrem achtzehn Monate alten Sohn saß. Gus und Henry waren damals etwa genauso alt, und weil ich sie ein bisschen vermisste, fing ich an, mit dem kleinen Kerl Kuckuck zu spielen. Die

Mutter war dankbar über eine kleine Auszeit und begann, ein paar Wodka Tonic herunterzukippen, während ihr Sohn mich mit einem roten Lolli bedrohte. Er war fest entschlossen, ihn mit mir zu teilen, nur dass er ihn mit meinem Arm teilen wollte, immer und immer wieder. Wir haben mein Verhältnis zu klebrigen Dingen ja bereits erörtert. Ich schätze Klebriges genauso wie Donald Trump die *New York Times*. Sie können sich in etwa vorstellen, welche Szene sich zwischen mir und der Mutter mit ihrem Kind abspielte, als ich den höllischen Lutscher schließlich konfiszierte.

Eine solche Mutter wollte ich nicht sein, aber meine neurotische Familie spielte mindestens ebenso eine Rolle. Als Henry und Gus sechs waren, schlug ich John zum ersten Mal vor, zu Disney World zu fahren. John äußerte höflich seine Bedenken. Ich glaube, wörtlich sagte er: »Die ziehen einem das Geld aus der Tasche und füllen einen mit ihren scheißverlogenen amerikanischen Werten ab – willst du das deinen Kindern wirklich antun?« Schließlich nahm ich nur Henry mit. Ihm gefiel es am Flughafen und im Flugzeug. Und weil gerade ein Nachbar gestorben war, den er sehr gemocht hatte, glaubte er fest, diesen Jerry in den Wolken sitzen zu sehen. Auch das polynesische Hotel mochte er sehr. Dummerweise ein bisschen zu sehr, denn er wollte zuerst gar nicht mehr weg. Als wir dann endlich im Vergnügungspark selbst angekommen waren, musste ich feststellen, dass es zwei Dinge gab, die Henry mehr als alles in der Welt Angst machten: Fahrgeschäfte von Vergnügungsparks und als Disneyfiguren verkleidete Menschen. Glücklicherweise gab es eine App, die einem sagte, wo im Park sich die Figuren gerade aufhielten. Die Leute nutzten sie normalerweise, um Goofy und Donald Duck zu finden, aber sie war ebenso hilfreich, wenn man ihnen aus dem Weg gehen wollte. Das Einzige, woran ich mich sonst noch erinnere, ist mein sechsjähriger Sohn, wie er an der Big-Thunder-Mountain-Bahn steht und fremden Leuten zuruft: »Fahrt nicht mit! Eure Mom behauptet wahrscheinlich, dass das nur ein Zug ist, aber sie lügt. Das ist eine Achterbahn, und es ist ganz gruselig und furchtbar!« Letztendlich habe ich 2000 Dollar dafür bezahlt, zig Mal die *It's a small world*-Themenfahrt zu absolvieren. Da gibt es dieses kleine Maori-Kind, das scheinbar einen Bumerang in der Hand hält. Nachdem ich ihn drei Tage hintereinander immer wieder betrachten konnte, bin ich überzeugt davon, dass es sich um einen Riesenpenis handelt und die Figuren-Designer sich da einen kleinen Spaß erlaubt haben.

Ich habe dann weitere fünf Jahre verstreichen lassen, bevor wir zu viert verreist sind. Ich hatte beschlossen, dass wir nach Arizona fahren und die raue Schönheit von Sedona auf uns wirken lassen würden, und zwar in einem so noblen Hotel, dass sich beim besten Willen niemand beklagen konnte. Bei der eineinhalb Kilometer langen Besteigung einer wirbelförmigen Felsformation erläuterte John unaufhörlich die Gefahren, denen wir ausgesetzt waren: Hitzeschlag, Dehydrierung, Klapperschlangen, Skorpione. Ich versuchte entgegenzuhalten, dass ein eineinhalb Kilometer langer Spaziergang auf einem vielbegangenen Weg den Hügel hinauf nicht notwendigerweise ein Survivaltraining voraussetzte. »Okay«, sagte Henry, »aber falls wir uns verlaufen und am Verhungern sind und uns gegenseitig aufessen müssen, dann bin ich für Mama, sie ist die dickste.«

Diese Reise fand ihren Höhepunkt am Rande des Grand Canyon, wo ich in unserem hässlichen Mietwagen saß und schluchzte.

»Also ehrlich, Mom, was hast du denn erwartet?«, fragte Henry. »Du hast uns in die Welthauptstadt der Felsen und Pollen geschleppt. Papa kann nicht laufen, und ich kriege keine Luft.«

Johns Knieprobleme hatten sich erst kurz zuvor verschlimmert, und wer hätte gedacht, dass die Wolken aus Baumwollsamen – Henry nannte sie »Killerflusen« – die stärkste Allergie seines Lebens auslösen würden. »Und schau dir Gus an«, schob Henry noch nach. Als Gus auf dem Rücksitz seinen Namen hörte, sah er hoch, und seine Augen füllten sich mit Tränen. Er hasste wirklich alles am Verreisen.

Die meisten Eltern sagen ja, dass sie wollen, dass ihre Kinder es einmal besser haben als sie selbst. Aber meine Eltern hatten dafür gesorgt, dass ich ein großartiges Leben habe. Für meine Kinder wollte ich kein besseres, aber ein anderes. Insbesondere wollte ich, dass sie nicht solche Feiglinge wurden, wie ich einer gewesen war. Ich saß liebend gerne mit Mama und Papa in unserem warmen Nest in einem Vorort, schaute die Sitcom *Mary Tyler Moore* an und mopste ihnen den Apfelauflauf aus ihrem Swanson-Fertigmenü, wenn sie gerade nicht aufpassten. Ich war ein rundum behütetes und verhätscheltes Kind. Meine Kinder dagegen wollte ich zu weltläufigen Menschen machen, Jungs, die nichts dabei finden, auf eigene Faust loszuziehen, und die auch mal Unannehmlichkeiten in Kauf nehmen, um neue und andere Erfahrungen zu machen.

Stattdessen waren sie genau wie ich, süchtig nach Bequemlichkeit und Luxus. Ich würde jederzeit Joan Rivers' Ausspruch über Zimmerservice unterschreiben: »Das ist wie ein Blowjob – selbst wenn er schlecht ist, ist er gut.«

Also liefen unsere Reiseplanungen in etwa so:

»Wir brauchen ein Hotel mit Indoor-Pool, sonst landen die ganzen Mücken im Pool und fressen mich auf«, sagte Henry zum Vorschlag einer Reise nach Mexiko.

»Keine Sorge, das ist ganz nah an der Wüste, da fliegt nicht viel Ungeziefer rum.«

»Wir brauchen *unbedingt* ein Hotel mit Indoor-Pool.«

»Jetzt hör mal zu, das ist wirklich Blödsinn, in der Wüste gibt es nicht viele Insekten. Da sind nur Skorpione.«

Henry wurde bleich: »*Wie bitte?* Das war's, ich fahre nicht mit. Das ist ja, als würde man sagen: Keine Angst vor dem Kampf, die haben keine Messer, nur Flammenwerfer.«

Als ich zwölf war, beschloss meine Mutter, mich auf eine Autoreise mitzunehmen. Sie fuhr einen kirschroten Buick Riviera, den sie als Zuhälterkarre bezeichnete. Gerade erst hatte sie den CB-Funk entdeckt und war davon geradezu nerdmäßig begeistert. Unsere Erkundung der amerikanischen Nationalparks verkaufte sie, die Radiologin, mir als emanzipatorisches Projekt, vergleichbar mit den ersten Frauen, die Ärztinnen wurden. Sie ließ mich die Hotels auswählen, was dafür sorgte, dass wir viel mehr ausgaben, als wir uns leisten konnten. Meine einzige Erinnerung an die Reise besteht darin, dass meine wütende Mutter »Schau gefälligst aus dem Fenster!!!« schrie, während ich auf dem Rücksitz lag und *Bist du da, Gott? Ich bin's, Margaret* las. Und es gab Murmeltiere. Diese beiden Erinnerungen kosteten meine Mutter dreizehn Wochen ihres Lebens.

Einmal in den Winterferien saßen Henry und ich in seinem Zimmer und schauten uns ein Spiel an. »Ruft dieses Geräusch nicht schöne Erinnerungen wach?«, fragte er.

»Welches Geräusch? Ich höre nur die Heizung summen.«

»Ja, genau. Es ist so schön warm, und ich muss dabei an Weihnachten denken.«

»Aha ... es ist also nicht der Baum oder der Duft von Apfelpunsch und Zimt. Oder eine unserer kleinen Reisen? Die Besuche bei der Familie oder die Partys oder ...«

»Ich habe jede Menge schöne Erinnerungen an dieses Zimmer«, antwortete er ein wenig genervt.

»Wenn du beim Klang deines Heizkörpers sentimental wirst, bin ich die schlechteste Mutter der Welt«, meinte ich.

Also änderte ich den Kurs. Diesmal plante ich die gesamte Reise basierend auf der Tatsache, dass mein Mann nicht laufen konnte, jedoch nicht bereit war, das einzugestehen. Wozu gibt es schließlich Kreuzfahrtschiffe: Man fühlt sich wie ein kühner Abenteurer, hat aber garantiert immer einen Cocktail und die Klimaanlage in Reichweite.

Kurz vor der geplanten Abreise nach Alaska entschied John sich für seine Vorstellung eines perfekten Urlaubs: allein zu Hause bleiben. So zumindest stellte ich es unseren Freunden gegenüber dar. In Wahrheit hatte er ein paar kleinere gesundheitliche Probleme, und ich verstand, dass er sich unter diesen Umständen nicht auf den Weg machen wollte. Aber dass Gus auf dem Schiff nur mich haben würde, beschwor Johns schlimmste Reiseängste herauf.

»Behalte ihn im Auge«, sagte er in finsterem Ton.

Nicht, dass seine Ängste völlig unbegründet waren. Der Vorfall auf dem Laurie-Berkner-Konzert war, nun ja, keine Ausnahme. Von seinem dritten bis etwa zu seinem zehnten

Lebensjahr musste ich fast immer, wenn ich mit ihm das Haus verließ, am Ende einem besorgten Polizisten meinen verlorengegangenen Sohn beschreiben.

Dieses Problem mit autistischen Kindern ist weit verbreitet. Laut einer in der Fachzeitschrift *Pediatrics* veröffentlichten Studie macht sich etwa die Hälfte aller Kinder im Spektrum regelmäßig aus ihrem sicheren und überwachten Umfeld davon. Erst kürzlich wurde die Tragödie um einen Vierzehnjährigen aus Queens publik. Avonte Oquendo war aus seiner angeblich gesicherten Schule davongelaufen, obwohl seine Eltern immer wieder davor gewarnt hatten, dass er zum Ausreißen neigte. Teile seines stark verwesten Körpers wurden drei Monate später an einem Strand in Queens angespült.

»Behalte ihn im Auge«, hörte ich also die folgenden drei Tage stündlich. John brauchte nur Paul Giamatti zu erwähnen, um eine bestimmte Erinnerung in mir wachzurufen. Gus war vier. Wir waren auf einem Kindergeburtstag in Greenwich Village, der in einem umgebauten Stall stattfand. Erwähnter Schauspieler und sein Sohn waren ebenfalls zugegen. Der Eingang zum Veranstaltungsraum lag an der Straße. Jemand hatte die Tür offen gelassen, und Gus nahm den kürzesten Weg dorthin. Paul Giamatti konnte ihn gerade noch packen, bevor er in ein rückwärts fahrendes Auto lief. Ich bin nicht sicher, wer auf dieser Party das Superman-Kostüm trug, der Schauspieler oder sein Sohn, aber vor meinem geistigen Auge ist es immer Paul Giamatti.

Als Gus etwa zehn war, ließ seine Neigung zum Ausbüxen nach. Damit hatte ich Glück, denn viele Eltern müssen zu ihrem Bedauern feststellen, dass ihr autistisches Kind, das mit fünf schon ein Ausreißer war, es mit zwanzig immer noch ist. Die Erinnerungen daran, wie wir Gus suchen mussten, hatten

John jedenfalls nachhaltig traumatisiert. Außerdem vertraute er kein bisschen meinem Erinnerungsvermögen und meiner Aufmerksamkeitsspanne. Er verließ sich auch nicht darauf, dass Gus endlich eine gehörige Höhenangst entwickelt hatte, und so erschien es ihm durchaus denkbar, dass Gus auf die Idee kam, es könnte Spaß machen, vom Deck ins Wasser zu springen. Wie bei anderen Themen unseren Sohn betreffend war John auch nicht in der Lage, Veränderungen an Gus zur Kenntnis zu nehmen. Wenn er nicht dabei war, davon war John fest überzeugt, würde Gus entweder losstürmen und über die Reling springen, oder ich würde bei einem Landausflug vergessen, ihn wieder mit an Bord zu nehmen, als wäre er nur ein Paar Socken, das man irgendwo liegenlässt.

Folgendes habe ich bei unserer Alaskareise gelernt:

— Es ist möglich, wenn auch nicht wünschenswert, mit meinen Kindern in einer Abstellkammer zu hausen. So groß etwa war unsere Kabine. Als ich sah, dass es Stockbetten waren, die man aus der Decke klappte, sprach ich im Stillen ein Dankgebet, dass nicht auch noch John mit von der Partie war.
— Henrys Genörgel lässt sich grundsätzlich mit dem Code »All-you-can-eat-Büfett« abstellen.
— Weißkopfseeadler können genauso gruselig sein wie Tauben, wenn sie einem zu Dutzenden um den Kopf schwirren.
— Delphine sind wirklich die glücklichsten Tiere der Welt, oder zumindest scheint es so, wenn sie auf der Heckwelle des Schiffes reiten.
— Das Internet ist auf Kreuzfahrtschiffen kein praktikabler Zeitvertreib, was ich erst erfuhr, als mir eine astronomische

Rechnung präsentiert wurde, weil ich vergessen hatte, Gus' iPad auszuschalten.
- Ein Vierzehnjähriger darf im Casino nicht Poker spielen, auch wenn er sich noch so kreative Tricks ausdenkt, es doch zu tun. Es machte Henry wahnsinnig, dass es zwar ein Casino an Bord gab, er aber keinen Zutritt hatte – und zwar nur wegen seines Alters, nicht wegen seines Rufs als Falschspieler, den er in seiner Mittagspausen-Pokerrunde an der Highschool genießt. »Nein, ich werde mir kein Kabel ans Ohr klemmen und deinen Anweisungen folgen«, sagte ich, obwohl es mir durchaus schmeichelte, dass Henry sich seine Mutter als Bösewicht in einem James-Bond-Film vorstellen konnte.

Meine langjährige Hoffnung, Gus könnte sich als schwul entpuppen – welcher Schwule hängt nicht an seiner Mutter? –, lebte kurz wieder auf, als er darauf bestand, einen Elton-John-Dokumentarfilm und eine Stephen-Sondheim-Revue anzusehen. Auf Kreuzfahrtschiffen gibt es ein tägliches Unterhaltungsprogramm, und auf das fixierte sich Gus. Wir mussten also auch zur »Love Boat Disco Deck-Party«, weil sie auf dem Programm stand.

Ja, er verbrachte beträchtliche Zeit damit, Leuten dabei zuzusehen, wie sie in den Aufzug stiegen und wieder herauskamen, obwohl das nicht auf dem Tagesprogramm stand. Und ja, er verkündete jeden Morgen, wie viele Tage es noch bis zu unserer Rückreise seien. Aber das nachmittägliche Weinen fiel aus. Stattdessen verzog er sich zur gewohnten Zeit immer vor seinen Computer und schaute sich in aller Ruhe Fotos von seinem Zimmer zu Hause an.

Im Sommer darauf beschloss ich, an das Konzept für unsere Familienurlaube neu heranzugehen. Erstens konnten nicht immer alle dabei sein, das war unmöglich, da jeder etwas anderes wollte. Zweitens konnte es nicht darum gehen, Spaß zu haben, schon gar nicht für mich. Mit diesem Versprechen hatte ich schon verloren. Stattdessen musste ich mich damit anfreunden, das Reisen als die Verwirklichung eines bestimmten Vorhabens zu begreifen, wobei es sich in der Regel nicht um eines handeln würde, das ich selbst je anstreben würde. Einer meiner Söhne würde das Abenteuer bekommen, das er sich erträumte, und ich würde mich einfach anschließen. Aufgeregt schilderte ich Henry meinen neuen Plan.

»Dann fahren wir nach Caracas in Venezuela«, antwortete er. »Die haben zwar die höchste Mordrate, aber wusstest du, dass sie auch bei den heißesten Frauen auf Platz 1 stehen?«

Ich legte ihm nahe, sich ein anderes Ziel zu suchen. So kamen wir auf Paris während der Fußballeuropameisterschaft. In diesem Fall lautete sein Vorhaben, gemeinsam mit möglichst vielen Betrunkenen seine Mannschaft England anzufeuern. Angesichts der Möglichkeit, eine Stunde unseres Lebens zusammen im Musée d'Orsay vor Whistlers Gemälde seiner Mutter und van Goghs Selbstporträt zu verbringen, war ich gewillt, über die Gefahr hinwegzusehen, von wütenden Slowaken zusammengeschlagen zu werden. Ich zeigte ihm *Der Ursprung der Welt* von Courbet und sagte, es hinge im Musée d'Orsay, und weil das die Art von Kunst war, die die meisten pubertierenden Jungs gutheißen können, ging es ab nach Paris.

Da ich mich sogar in dem Viertel verlaufe, in dem ich seit dreißig Jahren lebe, haben wir uns mehrfach Fremdenführer genommen. Diese Führer waren wirklich ganz reizend und sorgten dafür, dass Henry alle möglichen interessanten, aber zusammenhanglosen Informationshäppchen aufschnappte, die er noch immer nach Belieben runterrattern kann. In einem dieser Führer, Jean-Paul Belmondo (wahrscheinlich hieß er anders, aber für mich war er Belmondo), fand Henry – von da an Henri – eine verwandte atheistische Seele. Der selbsternannte Anarchist behauptete, er sei freiberuflicher Philosoph, und hatte bereits mehrere Bücher geschrieben, darunter eine Witzesammlung für Anarchisten und einen Erotik-Guide für den Louvre. Er hatte jede Menge anzügliche Geschichten auf Lager. Und jemand, der davon erzählt, wie er als hübscher Junge von Jean-Paul Sartre verführt wurde, ist wirklich unwiderstehlich.

Als Henri sich weigerte, *chocolat* zu probieren, weil sie dunkel war und nicht die übliche Nestlé-Pampe, die er gewohnt war, erklärte ihm unser Führer: »Henri, du erinnerst dich doch noch daran, wie du vielleicht zehn warst und jemand ein Mädchen erwähnte, und du sofort Igitt und Pfui sagtest. Weißt du noch? Na ja, und wenn ich jetzt zu dir sagen würde: In meiner Wohnung warten vier Mädels, alle 22 und alle scharf auf dich, und ich gebe dir den Schlüssel zu meiner Wohnung – würdest du den Schlüssel nehmen? Ich denke schon. Siehst du, und genauso wirst du in ein paar Jahren über *chocolat* denken, wenn dein Geschmack gereift ist.« Da wurde mir klar, dass dieser Führer unbedingt als Life-Coach arbeiten sollte.

Auch wenn es mir doch tatsächlich gelungen ist, an grausiges Essen zu geraten (gibt es irgendwen, der in Frankreich schlecht isst?), war das die erste halbwegs erfolgreiche Reise, die ich seit der Geburt meiner Kinder unternommen habe. Die einzige ernsthafte Auseinandersetzung hatten wir über den Brexit. Wir kamen zufällig an dem Abend in Paris an, als Großbritannien beschloss, die EU zu verlassen. Da sein Vater

Brite ist, hat Henry die doppelte Staatsbürgerschaft. Aber ich vermute, seine Meinung hat er sich etwa zehn Minuten vor Beginn der Stimmauszählung gebildet. Sie dauerte die ganze Nacht, und er konnte sich nicht vom Fernseher lösen. Ich wachte auf, als er mit den Fäusten auf die Matratze eindrosch. Während der kurzen Zeitspanne, in der Großbritannien sich zum Austritt entschloss, war Henry durch und durch zum Briten mutiert. »Jetzt werde ich *nie* in Europa arbeiten können. Dieser Schwachkopf Boris Johnson hat *alles* ruiniert.«

»Können wir uns über deine theoretisch verpassten Chancen für deine theoretische berufliche Laufbahn vielleicht Sorgen machen, wenn es gerade nicht drei Uhr nachts ist?«, fragte ich ihn. Worauf er sein Kissen auf den Fernseher schleuderte und zu schluchzen anfing. Manche Leute vertragen den Jetlag einfach nicht.

Das jedoch war der einzige unschöne Moment. Von meinem Erfolg beflügelt, kam ich nach Hause und beschloss, die nächste Urlaubsherausforderung anzugehen: Gus. Wir würden uns etwas Tolles vornehmen: zu Disney World fahren, um Schurken zu sehen.

So besessen Gus auch gerade von Schurken war – seine spontane Antwort auf den Vorschlag, wohin auch immer zu reisen, würde nein lauten. Ich brauchte also eine persönliche Einladung. Gus hatte einige Monate zuvor eine E-Mail-Korrespondenz mit Maleficent angefangen. Er wollte wissen, wie sie so böse sein konnte (ob da die Nebelwolke mithalf?) und ob sie, da sie doch beide Musik mochten, vielleicht trotz ihrer Bosheit Freunde sein könnten. (Auch Ihr Kind kann ihr schreiben, unter maleficentmanhattan@gmail.com. Genau wie der Zahnfee: fairyfairnyc@gmail.com. Ich habe noch nicht genug Hobbys.)

Für diese Reise musste Maleficent also einen persönlichen Appell an Gus richten:

Lieber Gus, ich denke ständig an dich. Ich hatte ziemlich viel zu tun, ich musste mir neue Flüche ausdenken und habe viel Zeit damit verbracht, mich in einen Drachen zu verwandeln. Aber ich würde dich wahnsinnig gerne einmal persönlich kennenlernen. Warum schaust du nicht mit deiner Mutter in Disney World vorbei?
Deine Freundin
Maleficent

In meiner Hektik tippte ich versehentlich »Warum schaust du nicht mit deiner Mutter mal in Israel vorbei?«, was zuerst für einige Verwirrung sorgte. Doch als ich dann klarstellte, dass Maleficent in Orlando wohnt, waren wir so gut wie auf dem Weg.

Was Maleficent (und Siri und alle möglichen anderen fiktiven Figuren) betrifft: Gus weiß, dass sie nicht real sind. Irgendwie jedenfalls. F. Scott Fitzgerald sagte einmal, die Prüfung für außergewöhnliche Intelligenz sei die Fähigkeit, gleichzeitig zwei völlig gegensätzliche Vorstellungen im Kopf zu haben und trotzdem zu funktionieren. So etwa versuche ich, die Situation zu betrachten.

Als ich Gus mitteilte, dass wir Maleficent besuchen würden, glühte er vor Aufregung, und ich bekam auch noch ein supergünstiges Angebot im normalerweise hochpreisigen Grand-Floridian-Hotel, weil gerade ein kleines Kind von einem Alligator aufgefressen worden war (Schnäppchen ist Schnäppchen). Ich versprach auch, eine Schachtel Cheerios mitzunehmen, weil der wunderbarste Ort der Welt zu meinem Entsetzen einen Vertrag mit Kellog's statt mit General Mills hat, was bedeutet, dass weit und breit keine Cheerios aufzutreiben sein würden. (Sensibilität für Autismus zu schaffen ist ja schön und gut, doch das wahre Ziel dieses Buches besteht darin, dass es in Disney World zukünftig Cheerios gibt. Schreiben Sie also bitte eine erboste E-Mail an wdw.public.relations@disney.com und sagen Sie, Sie kämen von Gus.)

Mehrere Abende vor unserer Abreise beschäftigten wir uns mit der Aufarbeitung des vorausgegangenen Ausflugs nach Disney World vor einigen Jahren, als die Jungen zehn waren. Henry hatte es vor allem deshalb gefallen, weil wir mit Gus' Behindertenausweis nicht in den Schlangen warten mussten. Ich wollte ihn eigentlich nur dann einsetzen, wenn Gus wirklich kribbelig wurde, aber ich hätte längst wissen müssen, dass es Henry war, der das Anstellen hasste. »Achtung, autistisches Kind, bitte lassen Sie uns durch!«, rief er überall. Am zweiten Tag gelang es mir, ihn davon abzubringen, aber erst, nachdem er getestet hatte, ob man mit der »Autismus-Freikarte«, wie er es nannte, auch Rabatt aufs Essen bekam.

Die Reise damals fand noch vor Gus' Leidenschaft für Disney-Schurken statt, aber sie verstärkte seine bereits fest verwurzelte Angst vor Blitz und Donner, als unsere Shuttle-Bahn während eines Gewitters vom Blitz getroffen wurde. Das klingt schlimmer, als es war, schließlich ist Disney bekanntermaßen auf alle Eventualitäten vorbereitet, aber es warf Gus und Henry aus ihren Sitzen, und in die auf den Stromausfall folgende Stille hinein, während der wir auf Anweisungen warteten, verkündete Henry hämisch: »Jetzt können wir Disney auf Schadenersatz verklagen.« Gus jedoch hat diesen Schrecken nie wirklich überwunden, und so führten wir nun umfängliche Gespräche über die Weisheit »Der Blitz schlägt nie zweimal an der gleichen Stelle ein«. Ich versuchte dabei ausnahmsweise nicht, die für ihn unbegreifliche übertragene Bedeutung zu erläutern, sondern ihm die wörtliche Bedeutung nahezubringen.

Ich hätte es besser im Voraus klären sollen – es stellte sich nämlich heraus, dass Maleficent und fast alle anderen Schurken nur ein paar Wochen rund um Halloween in Disney World ihr Unwesen treiben (ich muss unbedingt der Schurken-Gewerkschaft beitreten). Kein Captain Hook, keine Cruella de Vil, verdammt nochmal. Als ich Gus mitteilte, dass ich wirklich überall herumtelefoniert hätte und diese Information vermutlich korrekt war, gab es ein paar Tränen. Ich überlegte, ob ich Gus eine weitere Mail schicken sollte, dass Maleficent wirklich in Israel war (das war es schließlich, was der Nahe Osten brauchte – noch mehr Schurken), doch dann sagte ich ihm, dass sie und ihre Freunde wegen einer hochgradig geheimen, ganz fiesen Angelegenheit hätten abreisen müssen. Sie glaube aber fest daran, dass sie sich irgendwann persönlich kennenlernen würden.

Ich war panisch – ich brauchte unbedingt Schurken!

Und so landeten wir an einem Abend bei Cinderellas *Happily Ever After*-Dinner mit Cinderella, ihrem Prinzen und, viel wichtiger, ihrer teuflischen Stiefmutter Gräfin Tremaine und ihren boshaften Stiefschwestern Anastasia und Drizella.

Und das lief folgendermaßen ab: In einem Disney-Resort bekamen wir ein Abend-Büfett in Anwesenheit von *Cinderella*-Charakteren, bei dem mein Teenager-Sohn, der völlig durch den Wind war, inmitten einer Horde fünfjähriger Mädchen in Prinzessinnenkostümen ziemlich auffiel. Man hat bei so was grundsätzlich zwei Möglichkeiten: Entweder stellt man sein ganzes Leben in Frage, oder man entwickelt das Stockholm-Syndrom. Also hielt ich plötzlich ganz begeistert nach dem

Prinzen Ausschau, während mein Sohn mir erklärte, dass er eigentlich kein Foto zusammen mit ihm wollte, weil das seltsam wäre.

Ich hörte in dem Moment auf, angesichts des ganzen Disney-Quatschs innerlich die Augen zu verdrehen, als Anastasia und Drizella zu uns an den Tisch kamen. Gus war völlig verzaubert von ihnen. Sie verkörperten ihre Charaktere perfekt, und es gelang ihnen, zugleich Bosheit zu versprühen und hinreißend zu sein. Gus brachte eine von ihnen sogar dazu, zu fauchen wie ihre fiese Katze.

Und der Prinz? Der war etwa neunzehn, verbeugte sich, redete mich mit »Madam« an und schien kein bisschen verwundert, dass eine zudringliche Frau mittleren Alters ihn für ein Foto durch das ganze Restaurant verfolgte. Manche Dinge lassen sich einfach nicht beweisen, obwohl man genau weiß, dass sie wahr sind, und ich weiß, dass es einen Porno gibt, in dem junge Männer und MILFs vorkommen. Er heißt *Someday My Prince Will Cum*, und die Disney-Anwälte haben es nicht geschafft, ihn zu verhindern. Ja, doch, beim *Happily-Ever-After*-Dinner gibt es Wein, warum fragen Sie?

Auf den meisten Fotos sieht Gus komplett geistesgestört aus. Als wir gingen, faselte er zusammenhangloses Zeug über Schurken. Eine leicht konsternierte Disney-»Darstellerin« (Kellnerin) hatte ihn den ganzen Abend über beobachtet. »Ja, ist er«, antwortete ich auf ihre unausgesprochene Frage. Obwohl sie nicht aus ihrer Rolle fallen durfte, begannen wir ein Gespräch. Sie hatte früher mit Kindern im Spektrum gearbeitet, und ihr eigener Sohn kämpfte mit diversen Problemen, unter anderem hatte er mit zwölf eine Krebserkrankung überstanden. Sie klärte mich auf, was es mit der Begeisterung autistischer Kinder für Schurken auf sich hat. Deren Charaktere seien so eindimensional gezeichnet, dass Autisten spielend in der Lage seien, ihr Wesen zu durchschauen und ihr Handeln einzuordnen – im Gegensatz zu den viel subtileren echten Menschen, die durchaus auch Schurken sein können, aber viel schwerer zu durchschauen sind. Die Disney-Schurken (genau wie Thomas und seine Freunde) sorgten für Klarheit. Ach könnten wir alle doch die Bösewichte unter uns an ihrem Lachen und ihren Augenbrauen erkennen.

Für Gus war es das erste Mal, dass ein Ort, der nicht sein Zuhause war, für ihn zum schönsten Ort der Welt wurde. Selbst wenn wir nie nach Normalland fahren würden, flauschige Bademäntel und allerfeinste Laken bekamen wir auch so.

8
Is' was, Doc?

Die Endokrinologin zeigt mir ein Diagramm, zuerst wortlos. Hoffentlich macht sie noch den Mund auf, denke ich, denn ich bin nicht besonders gut im Lesen von Diagrammen, mag das aber nicht zugeben. In meiner College-Aufnahmeprüfung habe ich in Mathe ganz schlecht abgeschnitten (nicht, dass mir das immer noch nachginge). Jedenfalls sehe ich nicht mehr als ein paar Linien, die nach oben gehen, und einen Punkt deutlich unterhalb davon, und dieser Punkt ist mein vierzehnjähriger Sohn.

»Gus war in Sachen Körpergröße schon immer bei den unteren fünf Prozent seiner Altersgruppe«, erläutert Dr. Gabrielle Grinstein, »und jetzt ist er bei den unteren drei Prozent. Das ist kein großer Rückgang, aber ein Blutbild kann uns vielleicht mehr Klarheit verschaffen ...«

Bis jetzt hat Gus seelenruhig *Disney Villains* auf meinem Handy gespielt, aber nun wird er hellhörig. »Ich muss Blut abnehmen lassen?«, fragt er ängstlich. Ich erwähne erst gar nicht, dass diese eine Blutabnahme das geringste Problem ist, wenn die Dinge so liegen, wie ich vermute. Aber ein Schritt nach dem anderen, nicht wahr?

Gus ist klein. Nicht so klein wie die Munchkins im *Zauberer von Oz*, aber fast. Sein Gewicht ist auf der 25. Perzentile, seine

Größe auf der dritten Perzentile. Mit vierzehn ist er immer noch unter 1,50 Meter groß.

Ich gehe Ärzten eigentlich wenn möglich aus dem Weg. Also natürlich nicht grundsätzlich. Wenn dir ein Speer im Kopf steckt – keine Frage, klar, lass uns zum Arzt gehen. Ansonsten aber lieber nicht. Der beste Ratschlag meiner Mutter, einer Ärztin, lautete: Geh bloß nicht zum Arzt. Die finden immer ein Problem, egal, ob du eins hast oder nicht. Und wenn ihnen das nicht gelingt, dann machen sie dir Vorwürfe. Besonders gern deshalb, weil du dir wegen etwas völlig Belanglosem Sorgen machst.

Vor ein paar Jahren gingen besorgte Freunde von mir mit ihrem winzigen Sohn zum Endokrinologen. Der Arzt musterte sie von oben bis unten. Der Mann ist 1,63 Meter und die Frau 1,47 Meter groß. Schließlich sagte er: »Was haben Sie denn gedacht? Dass er in der NBA spielen wird, oder was?«

Aber hier liegt der Fall anders. John und ich sind keine Riesen, aber Zwerge sind wir auch nicht. Ich bin 1,73 und John, der im Alter geschrumpft ist, ist jetzt 1,70 und schwört, auf seinem Einberufungsbescheid hätten 1,78 Meter gestanden. »Männer lügen immer«, kommentiert Dr. Grinstein gut gelaunt, als ich ihr die Zahlen nenne. »Nehmen wir mal 1,75.«

Es gibt keine bombensichere Formel, mit der man die zukünftige Größe eines Kindes vorausberechnen kann, aber über den Daumen gepeilt sagt man: Größe der Mutter und des Vaters addieren, für Jungen dreizehn Zentimeter draufrechnen, für Mädchen dreizehn Zentimeter abziehen, dann durch zwei teilen. Das ergäbe in unserem Fall 1,78 Meter. Im Allgemeinen gibt es Abweichungen von etwa zehn Zentimetern. Gus sollte also irgendwo zwischen 1,68 und 1,88 Meter landen. Sollte, wird er aber nicht. Selbst 1,68 Meter, was schon gut wäre, wird er aller Wahrscheinlichkeit nach nicht erreichen.

Dr. Grinstein erläutert mir, dass der Bluttest, den sie machen wird, vielleicht gar kein Defizit des Wachstumshormons zeigen wird. Um das nachzuweisen, müsste Gus den Hormonspiegel im Krankenhaus über mehrere Stunden hinweg untersuchen lassen. Dass er so klein ist, könnte aber noch an etwas anderem liegen: Gus hatte bei der Geburt Untergewicht. Als er in der 33. Woche auf die Welt kam, wog er 1673 Gramm. Das war angesichts der Schwangerschaftsdauer selbst für einen Zwilling ungewöhnlich wenig. Etwa zwanzig Prozent aller untergewichtigen Neugeborenen haben ihr ganzes Leben lang Probleme mit dem Wachstumshormon. Nicht, dass es ihrem Körper ganz fehlt, das Level schwankt nur so stark, dass sie den Rückstand nie aufholen. Henry wog nur 1389 Gramm, also noch weniger als Gus, ist aber inzwischen größer als ich.

Gus dazu zu bringen, sich von seinem Blut zu trennen, war einfacher als gedacht. Es waren nur drei ausgewachsene Frauen nötig, die um ihn herumtanzten und »Juhu!« und »Schau dir das an!« riefen, während Gus beobachtete, wie das Blut aus seinem Arm floss. Er hatte bereits die eigentliche Belohnung vor Augen: einen Vanilla Bean Frappuccino von Starbucks. Ich danke dem Himmel täglich für dieses Getränk, denn es ist die einzige Bestechung, die bei Gus funktioniert. Doch nicht einmal die konnte ihn dazu bringen, in einen Becher zu pinkeln. Wir mussten aufgeben, nachdem uns fünf Becher in die Toilette gefallen waren. Ziemlich erschöpft machten wir uns auf den Heimweg, während Gus alle paar Minuten »Ich bin ein tapferer Junge« murmelte. Jetzt warten wir.

»Warum kriege ich keine Wachstumshormone«, fragte

Henry, als ich erzählte, dass Gus vielleicht welche verordnet bekäme.

»Weil du nicht klein bist?«, antwortete ich.

»Vielleicht habe ich das Wachsen schon eingestellt«, erwiderte Henry. Eines seiner größten Talente besteht darin, sich selbst in Panik zu versetzen. »Vielleicht werde ich nie größer, als ich jetzt, genau in dieser Sekunde, bin. Und du weißt genauso gut wie ich, dass jeder Zentimeter mehr Körpergröße auch mehr Erfolg bedeutet. Willst du mich etwa daran hindern, so erfolgreich zu werden, wie ich sein könnte?«

»Das hieße aber über die nächsten Jahre täglich eine Spritze«, gab ich zu bedenken.

Es folgte Stille.

»Wer will schon alle anderen überragen?«, sagte Henry. »Mädchen mögen durchschnittlich große Männer.«

Gegen irgendwelche Eingriffe sprechen verschiedene Argumente. Ich zum Beispiel bin eine der Größeren in unserer Familie – viele aus dem italienischen Zweig sehen eher aus wie Hydranten. Also hat Gus vielleicht nur ein paar dieser alten Gene abbekommen. Und weil Gus schon immer klein war, habe ich längst eine Liste extrem attraktiver, eher kompakter Männer parat, die ich ihm bei erster sich bietender Gelegenheit als Vorbild präsentieren kann: Mark Wahlberg, Kevin Hart, Humphrey Bogart. Prince war nur 1,58 Meter groß. Sie sehen, worauf ich hinaus will. Eine meiner schönsten Beziehungen hatte ich zu einem Mann, der deutlich kleiner und schlanker war als ich. Ich musste nur das Bild von einer Deutschen Dogge mit einem Chihuahua aus dem Kopf bekommen, dann lief alles super. Das Ende war schrecklich, aber alle Beziehungen enden schrecklich, wenn sie nicht damit enden, dass man zusammenbleibt, und insofern verbuchte ich sie als großen Erfolg. Die Erkenntnis, die ich meinem Sohn in einer für Mütter angemessenen Art und Weise vermitteln wollte, war folgende: Kleine Männer sind darauf aus, zu gefallen. Einer der Einwände gegen kleine Männer lautet, dass Frauen sich weiblich fühlen wollen, unsere Kultur ihnen aber vermittelt habe, dass sie sich nur mit einem Kerl, der größer ist als sie, bewundert und beschützt fühlen können. Aber die Zeiten ändern sich. Natürlich muss man dafür sorgen, dass eine Frau sich weiblich fühlt, aber auch stark, dann ist alles in Ordnung. Haben Sie Mick Jagger je mit einer Frau gesehen, die ihn nicht um einen Kopf überragt? Na also, dann halten Sie die Klappe.

Was außerdem dazukam: Gus hatte sich noch keine Sekunde seines Lebens Gedanken um seine Größe gemacht. Alle Eltern mit sehr klein gewachsenen Kindern, die ich kannte, waren in der Regel getrieben von den Ängsten der Kinder, nicht von ihren eigenen. Warum also schleppte ich mein rundum zufriedenes Kind zur Endokrinologin, um herauszufinden, ob es vielleicht ein Kandidat für Wachstumshormone war? Tägliche Injektionen, die ihm *eventuell* fünf bis zehn Zentimeter, wahrscheinlich nicht mehr, einbringen würden? Wenn ich dazu bereit war, welche kosmetischen Optimierungen meines Kindes schienen dann noch ratsam? Mein Bürokollege Spencer, kein Anhänger meines Plans, spuckte ständig neue Vorschläge für eine verbesserte Gus-Version aus: »Ich weiß was! Er hat doch deine Nase – also deine alte Nase. Warum lässt du ihm nicht deine neue Nase machen? Ist dein Schönheitschirurg noch im Geschäft?«

»Hast du schon gehört, es gibt eine neue Sorte Superläuse«, verkündete John zufrieden, während ich mich wappnete, um das Problem mit Gus' Körpergröße zu erörtern. »Es handelt sich um Mutanten, gegen die kein frei verkäufliches Mittel ...«

»Apropos winzige Mutanten ... unser Sohn ...«, setzte ich an.

Ausnahmsweise hatte ich Johns volle Aufmerksamkeit. Auch wenn dieser Mann normalerweise jeglichen medizinischen Eingriff ablehnte, für diesen plädierte er uneingeschränkt. »Da er nun schon mit Handicaps an den Start geht, müssen wir alles Erdenkliche unternehmen, um den Vorsprung der anderen zu verringern«, fand er. Ich hatte vergessen, dass John immer der Ansicht war, er hätte mehr Erfolg gehabt, wenn er größer gewesen wäre. Obwohl man es, auch wenn man 1,76 Meter groß ist und knapp 160 Kilo wiegt und eine grandiose Stimme hat – wie Pavarotti, meine ich –, in der Oper durchaus zu etwas bringen kann. John wischte alle Ausnahmen beiseite und beharrte darauf, dass in den meisten Lebensbereichen Gus' Größe durchaus von Belang wäre. »Wenn man einen Mann mit 1,68 oder einen mit 1,80 haben kann und beide gleich qualifiziert sind, wird der 1,80-Mann den Job kriegen.«

Aber dass Gus wegen eines Angestelltenjobs, den er ohnehin nie kriegen würde, oder um Türsteher in einem Nachtclub zu werden, ein Plus an Größe brauchte, spielte aus meiner Sicht keine Rolle. Die Dinge lagen doch viel einfacher.

Erwachsene sollten mit ihrem eigenen Körper machen können, was sie wollen – und zwar ohne Ausnahme. Doch was die Körpergröße betrifft, gibt es nur ein schmales Zeitfenster in der Jugend, in dem man Gus durch die Wachstumshormone ein paar Zentimeter mehr verschaffen könnte. Und dieses

Fenster würde sich bald schließen. Jetzt war ihm das egal, weil er nach wie vor dachte wie ein kleines Kind. Aber was, wenn er mal fünfundzwanzig ist? Stellen wir uns einen Fünfundzwanzigjährigen mit den Gefühlen eines Sechzehnjährigen vor: Er ist 1,58 Meter groß und unglücklich darüber, kann aber rein gar nichts dagegen tun. Hätte sich seine Mutter damals doch nur durchringen können, statt zu zaudern! In manchen Fällen ist Untätigkeit auch eine Tätigkeit, indem man nämlich eine Entscheidung hinauszögert, bis sie sich erledigt hat.

Die meisten Eltern wollen unter allen Umständen das Beste für ihr Kind. Aber für viele Eltern mit autistischen »Durchschnittskindern« ist das eine ziemlich komplizierte Angelegenheit. Es ist eine Sache, medizinische Entscheidungen für jemanden zu treffen, der sie niemals selbst wird treffen können, ebenso wie Entscheidungen, die leicht zu revidieren sind und keine heiklen Konsequenzen nach sich ziehen. Eine ganz andere Sache ist es jedoch, wenn man nach wie vor nicht weiß, ob das eigene Kind irgendwann einmal die Einsicht und den Willen haben wird, derartige Entscheidungen selbst zu treffen.

Aus diesem Grund lastet die Verantwortung auf mir besonders schwer, wenn ich über Gus' gesundheitliche Zukunft nachdenke. Und dabei geht es nicht nur um die Entscheidung, auf seine Körpergröße Einfluss zu nehmen – das ist mehr oder weniger eine ästhetische Frage, und selbst wenn ich mir darüber viele Gedanken mache, hängt davon nicht so schrecklich viel ab. Nein, das medizinische Problem, das mich wirklich zum Hyperventilieren bringt, ist die Fortpflanzung. Und damit schlagen sich alle Eltern von Kindern mit bestimmten Einschränkungen herum, selbst wenn sie nicht darüber reden. Was passiert, wenn einem klarwird, dass mangelnde Sozialkompetenz nicht gerade eine bombensichere Verhütungsmethode ist? Wenn das Kind, dem man nie im Leben einen Partner zugetraut hätte, dann doch einen findet, obwohl er oder sie nur sehr beschränkt in der Lage ist zu begreifen, was es bedeutet, ein menschliches Wesen großzuziehen?

Es fällt mir ausgesprochen schwer, es laut auszusprechen, aber ich will es versuchen: Ich möchte nicht, dass Gus Kinder hat.

Jedenfalls bin ich ziemlich sicher, dass ich das nicht möchte, oder doch nicht?

Dies angesichts des ahnungslosen Jungen, den ich heute vor mir habe, zu entscheiden, fiele mir leicht. Gus sollte nicht Vater werden. Nicht nur, weil er noch immer nicht so genau weiß, wo Babys überhaupt herkommen, sondern auch, weil die Selbstbezogenheit, die für Autismus so kennzeichnend ist, ihn daran hindert zu erkennen, dass die Wünsche und Bedürfnisse eines anderen sich von seinen unterscheiden und sogar wichtiger sein könnten. Er begreift nicht einmal, dass die Menschen, die er liebt, schon vor ihm existiert haben. Sehr lange dachte er, ich sei 2001 geboren, an seinem Geburtstag. Das kann man gewissermaßen so sehen – meine Geburt als Mutter –, aber ich bin mir ziemlich sicher, dass es nicht das ist, was er meint.

Niemand möchte sich sein eigenes Kind in intimen Situationen vorstellen, aber wenn ich an Gus bei einer sexuellen Handlung denke, dann hat das was von Slapstick, und Slapsticks enden immer in einem Desaster.

Eine Vasektomie ist ganz unproblematisch: ein paar Schnitte, ein paar Tage lang ein Eisbeutel in der Unterhose, und voilà, schon hat man ein sorgenfreies Leben. Beziehungsweise ich eine Sorge weniger.

Aber wie kann man »Ich lasse meinen Sohn sterilisieren« sagen, ohne wie ein Eugeniker zu klingen? Ich muss an all die Menschen, meist in irgendeiner Form Außenseiter, denken, denen diese zentrale Entscheidung im Leben genommen wurde – manchmal gewaltsam, manchmal von wohlmeinenden Leuten wie mir. Die Idee der Eugenik wird auf den Psychiater Alfred Hoche und den Strafrechtsexperten Karl Binding zurückgeführt, die 1920 ein Buch mit dem Titel *Die Freigabe der Vernichtung lebensunwerten Lebens* veröffentlichten. Dessen Bekanntheit führte im Jahr 1921 zum ersten Eugenik-Kongress in den USA. Der Begriff »Eugenik« bedeutet so etwas wie »gute Abstammung«. Die Themen der Vorträge lauteten zum Beispiel: »Verteilung und Vermehrung der Neger in den Vereinigten Staaten«, »Rassische Unterschiede in der Musikalität« oder »Einige Anmerkungen zum Judenproblem«.

»Freigabe« ist so ein herrlicher Euphemismus, und unter diesem Motto wurden viele Menschen wie mein Sohn (und selbst weniger stark Behinderte) von einer Lebenslast »befreit«, und zwar durch die Nationalsozialisten, den leidenschaftlichsten Verfechtern von Ausmerzung. Geschätzt 400 000 »Idioten« wurden unter der Herrschaft Hitlers systematisch ermordet, aber erst, nachdem man alle möglichen medizinischen Experimente an ihnen durchgeführt hatte. Eine Zeitlang muss Österreich den Markt für Gehirne in Gläsern beherrscht haben.

Die Idee, die »Fehler der Natur«, wie behinderte Menschen genannt wurden, schlicht und einfach auszulöschen, wurde in den Vereinigten Staaten ein wenig abgeschwächt. Als der Psychiater Leo Kanner Autismus untersuchte und beschrieb, plädierte auch er für die Sterilisation, nicht jedoch für die Tötung von Behinderten. Das galt damals als fortschrittlich. (Er war der Ansicht, dass es schließlich jede Menge aus Wiederholung bestehende Tätigkeiten gäbe, die Autisten zum Wohle der Gemeinschaft übernehmen könnten, und damit lag er sicher nicht falsch. Doch damals gab es noch keine Computerprogramme, und so schwebte ihm eher eine Bevölkerungsgruppe vor, die Gräben ausheben und Austern knacken könnte.) Etwa zur gleichen Zeit kam Hans Asperger, der österreichische Psychiater, der Autismus zum ersten Mal als eine spezielle neurologische Erkrankung beschrieb, zu dem Schluss, dass »nicht alles, was aus der Reihe tanzt und daher ›anormal‹ ist, unbedingt ›minderwertig‹ sein muss«.

Dieser Gedanke war weit radikaler, und noch heute hat ihn unsere Gesellschaft nicht wirklich verarbeitet. Doch ganz gleich, wie man zu dieser Frage stehen mag, sobald man sich vor Augen hält, dass das Nachdenken über Behinderung historisch gesehen schon immer unauflöslich mit Euthanasie und Zwangssterilisation verbunden war, kommt man ins Schwimmen. Ich begann, meine Überzeugung, dass Gus keine Kinder bekommen sollte, zu hinterfragen. Inzwischen ist die Erfolgsrate bei der Rückgängigmachung von Vasektomien sehr hoch, und bestimmt wird es in der Zukunft noch einfachere und leichter zu revidierende Methoden für Männer geben. Und wenn dem so ist, werde ich die Erste sein, die ihn dazu anmeldet. Kinder kriegen mit zwanzig oder fünfundzwanzig? Nein. Mit fünfdreißig? Die Hoffnung bleibt.

»Ich will keine Kinder, aber wenn aus Versehen was passiert, dann kann er sich ja meines leihen«, sagt Henry, als er mitbekommt, wie ich mit John über die Frage diskutiere, ob Gus Kinder haben sollte. »Er könnte einen guten Onkel abgeben. Er kann ihnen Klavierspielen beibringen oder wie sie allein in der U-Bahn klarkommen.«

Gus spaziert herein. »Ich mag Babys«, sagt er. »Sie haben die allerschönsten Füße.«

»Na los«, kommentiert Henry grinsend, »fragt ihn mal, wo die Babys herkommen.«

Gus wechselt das Thema.

Anruf der Endokrinologien Dr. Grinstein: »Ist alles ganz normal«, meint sie. Gus habe kein nennenswertes Defizit an Wachstumshormonen, aber die Diagnose »untergewichtiger Neugeborener« hat nach wie vor Bestand.

»Die gute Nachricht lautet, dass seine Knochen jünger sind als sein tatsächliches Alter. Sie haben also noch ein bisschen mehr Zeit, zu überlegen, was Sie tun wollen. Kommen Sie im November wieder, dann testen wir das noch mal. Vielleicht hat er bis dahin ja einen Wachstumsschub hingelegt.«

Ich neige definitiv zum Aufschieben, und die Möglichkeit, das Problem, wenn auch nur um ein paar Monate, zu vertagen, verschafft mir eine große Erleichterung. Und da nicht die Gefahr besteht, dass Gus sich in nächster Zeit eine Freundin zulegt, kann auch die andere Entscheidung noch warten.

Eigentlich möchte ich Gus nicht mit meinen Sorgen behelligen. In schwachen Momenten tue ich es aber doch.

»Schätzchen, stört es dich eigentlich, dass die Kinder in deiner Klasse viel größer sind als du, sogar die Mädchen?«

»Nö«, sagt er und umarmt mich. »Die finden mich süß. Ich bin doch auch süß, oder, Mommy?«

Du bist süß.

9
Schnarch

Henry und ich schauen hinunter auf Gus, der wie eine Keith-Haring-Figur auf meinem Bett liegt und leise vor sich hin schnarcht. »Sieh es ein, Mom«, sagt Henry, »es ist abartig.«

Es ist nicht abartig, es ist süß. Vielleicht ist es auch abartig und süß zugleich. Ich weiß es nicht. Ich weiß nur, dass das seit Jahren so geht und es mir nicht gelingt, es abzustellen.

Wir erinnern uns: Ich bin Einzelkind, keine Ahnung, wie Babys funktionieren. Bis ich vierzig war, habe ich alles in meiner Macht Stehende getan, um Kindern aus dem Weg zu gehen. Mein Gatte hat Zeit mit Kindern verbracht, als er mit neunzehn Vater wurde, und wurde es erst mit siebzig noch einmal. Unser Wissen, was normal und was nicht normal ist, steht somit auf ziemlich wackeligen Beinen.

Als meine Kinder geboren wurden, hat eines von ihnen ständig geheult, gefordert, auf sich aufmerksam gemacht: »Gib mir dies, gib mir das. Füttern – jetzt! Wickeln – jetzt! Nimm mich hoch. Schau mir in die Augen, damit ich weiß, dass ich existiere.« Wie Babys eben so sind. Das andere war lieb, genügsam und schlapp. Es schaute einen nie an und fand es völlig in Ordnung, allein zu sein. Ein Engel. Möglich, dass es mit anderen Dingen beschäftigt war, vielleicht war es ein großer Denker.

Ich habe Henry und Gus nicht gestillt. Zum Füttern habe ich sie auf meine Knie gesetzt, ihnen das Fläschchen in den Mund geschoben, auf sie eingeredet oder Lieder aus Musicals gesungen. Henry trank begierig Milch und sah leicht verärgert aus, weil er (so erklärte er es später) mir nicht mitteilen konnte, wie sehr er Musicals hasste. Gus dagegen glotzte an meiner Schulter vorbei auf einen fernen Punkt, so wie man auf einer Party nach einem unterhaltsameren Gesprächspartner Ausschau hält. Vielleicht hörte er ja auch Musik, die in seinem Kopf spielte. Ich weiß es nicht, aber er schien sich jedenfalls wohl zu fühlen. Zumindest bis zu dem Zeitpunkt, wo er dann einen großen Teil der Nahrung in hohem Bogen wieder ausspuckte, weil er, wie sich herausstellte, laktoseintolerant war. Aber abgesehen von dieser liebenswerten kleinen Macke: ein glückliches Baby.

Das Einzige an ihm, was mir wirklich Sorgen bereitete, war die Tatsache, dass er gar nicht angefasst werden wollte. Er weinte dann, verkrampfte sich, drehte seinen Kopf weg. Aber ich selbst mochte es ja auch nicht besonders, angefasst zu werden. Mein persönlicher Höllenkreis bestünde, wie gesagt, aus ewigen Massagen. War es also so schrecklich, dass er eine Aversion gegen Berührungen hatte?

Offensichtlich schon. Offensichtlich hören Ärzte den Satz »Ach, dem geht es gut, wenn er allein ist« gar nicht gerne. In dem 1967 erschienenen Klassiker *The Siege* (*Die Belagerung*) erzählt Clara Claiborne Park zum ersten Mal, wie es ist, ein autistisches Kind großzuziehen. Die Autorin hatte bereits drei Kinder, und ihr war deshalb schnell klar, dass etwas nicht stimmte, als ihre Tochter nie nach etwas verlangte. »Wenn es dir völlig egal ist, ob deine Mama kommt oder nicht, dann rufst du auch nicht nach ihr. Wenn du den Teddy nicht so dringend brauchst, dass du die Hand nach ihm ausstreckst, dann wirst du ihn auch nicht mit einem Wort fordern.«

Ich dagegen freute mich sehr darüber, dass Gus so ein unkompliziertes Baby war. Er wollte nichts, er griff nach nichts, er forderte nichts. Da war nur diese Sache mit dem Anfassen.

Als mehrere Freundinnen vorschlugen, ich solle ihn doch mit in mein Bett nehmen und mit ihm kuscheln, machte ich mich zuerst darüber lustig. Erstens war Kuscheln in Gus' Körpersprache gar nicht vorgesehen. Und zweitens war ich nicht eine dieser Hippie-Mütter. Igitt! Den Begriff *Attachment Parenting* (bindungsorientierte Erziehung) hat der Kinderarzt William Sears geprägt. Er beruht auf der entwicklungspsychologischen Annahme, dass das Seelenleben des Kindes in den ersten Jahren seines Lebens geprägt wird. Immer verfügbar zu sein und auf die Bedürfnisse des Kindes zu hören schafft nicht nur eine starke Bindung zu den Eltern, sondern vermittelt dem Kind auch, dass die Welt ein sicherer Ort ist. Einer der Grundpfeiler der bindungsorientierten Erziehung ist das Familienbett – also gemeinsam mit den Kindern zu schlafen.

Aber gab es denn nichts anderes, als mit Gus in einem Bett zu schlafen, um ihm zu vermitteln, dass die Welt ein sicherer Ort ist? Vielleicht könnte er ja mit einer in seiner kleinen Faust zusammengeknüllten Kopie meiner Lebensversicherung schlafen? Dieses Familienbett kam mir wie ein Konzept für Leute vor, die Intimität mit genau den Menschen vermeiden wollen, mit denen man normalerweise intim ist, nämlich mit dem Partner. Welchen Formen erwachsener Intimität ging man aus dem Weg, wenn man das eigene Kind zum Kuscheltier machte? In einer Studie habe ich gelesen, dass vierzig bis sechzig Prozent aller Amerikaner mit ihren Hunden schlafen. (Die Zahl hängt ein bisschen von der Größe des Hundes ab:

Zwergspitze werden offensichtlich deutlich häufiger beglückt als Neufundländer.) Noch nicht einmal meinen geliebten Golden Retriever namens Monty hatte ich je in meinem Bett schlafen lassen. Welche Chance hatte also Gus?

Aber gut, warum nicht. Ich fing an, ein bisschen nachzulesen, und kam zu dem Schluss, dass an dieser Bindungstheorie möglicherweise doch etwas dran sein könnte. Ich versuchte also, ihn zu mir ins Bett zu stecken. In den Nächten, in denen John da war, legte ich ihn wieder in seinem Bett schlafen. Doch obwohl Gus entwicklungstechnisch wirklich in jeder Hinsicht ein Spätzünder war, realisierte er mit etwa drei Jahren, dass er einfach allein aufstehen und zu uns ins Bett kommen konnte.

Anfangs waren die Nächte mit Gus vergleichbar mit einer Tiefgewebemassage: Es war nicht so, dass immer irgendein Körperteil von ihm sich an mich kuschelte, vielmehr quetschte er ununterbrochen an meinen Armen und Beinen herum. Ich wachte dann auf, legte ihn auf die andere Bettseite und versuchte, eine Stunde zu schlafen, bis er wieder zu mir gekrochen kam und anfing, mich durchzukneten.

Erst kürzlich habe ich den Grund dafür erfahren: Wie viele Autisten hat er ein Problem mit der sogenannten Propiozeption, das heißt, er hat kein Empfinden für die Lage seines Körpers im Raum. Gus wusste also nicht genau, wo er endete und ein anderer Mensch anfing, und indem er mich ständig drückte, benutzte er meinen Körper, um sich im Schlaf zu orientieren.

Nun verstehe ich das, genau wie ich jetzt auch verstehe, warum er auf der Straße immer noch Leute anrempelt. Doch alles, was ich damals wusste, war, dass ich a) ständig wachgerüttelt wurde und b) morgens blaue Flecke hatte.

Dennoch konnte ich feststellen: Nach ein paar Monaten sah Gus mich an. Andere Menschen nicht, aber mich, seinen Vater und seinen Bruder. Außerdem zuckte er nicht mehr zusammen, wenn man ihn berührte. Mit der Zeit zog er sich auch nicht mehr zurück, im Gegenteil, er konnte an ihm vertrauten Menschen nicht vorbeigehen, ohne sie nicht mindestens zu knuffen. Bei den Umarmungen für mich und seinen Vater wurde er praktisch zum Serientäter, so dass ich irgendwann zu Maßnahmen greifen und die Dreier-Regel aufstellen musste: »In der Öffentlichkeit darfst du dich höchstens drei Mal hintereinander wie eine Klette an meine Taille klammern. Und wenn wir auf der Straße unterwegs sind und du hältst meine Hand, darfst du sie nicht ununterbrochen küssen.« Wenn ich ihn nicht explizit davon abhalte, macht er das noch heute, und zwar im Takt der Musik, die ihm gerade durch den Kopf geht. Ich weiß genau, dass er gerade an das *Halleluja* aus Händels *Messias* denkt, wenn ich Folgendes auf meinen Handrücken geküsst kriege: »KUUUSS, KUSS KUSS KUSS. KUUUSS, KUSS KUSS KUSS. Kusskusskusskuss, kusskusskusskuss. Kuss KUUUUSSSS, Kuss Kuss ...«

Wenn ich ihm dann einen Vortrag über den Unterschied zwischen Öffentlichkeit und Privatsphäre hielt und dass man sich so nicht benehme, wenn man unter Leuten ist, dann entgegnete er mir: »Aber ich hab dich eben furchtbar lieb, Mommy!« Wie soll man darüber diskutieren?

Ich hielt mir vor Augen, dass ich noch Glück hatte. Und das hatte ich in der Tat. Bis zu achtzig Prozent aller Kinder mit ASS haben schwere Schlafstörungen. Manchmal sind die Ursachen dafür klar: zum Beispiel Epilepsie oder Medikamente, die den Schlaf beeinträchtigen. Oft aber sind sie es nicht. Kinder, die sehr sensibel auf Sinnesreize reagieren, können vielleicht den Straßenlärm nicht ausblenden, oder, wenn sie auf dem Land leben, die Geräusche von Grillen, Eulen oder – eigentlich allem. Es gibt auch eine Theorie zum Hormon Melatonin, das den Schlaf-wach-Zyklus reguliert. Um Melatonin zu produzieren, benötigt der Körper die Aminosäure Tryptophan, das laut Forschung bei autistischen Kindern entweder in höheren oder niedrigeren Mengen vorhanden ist als normal. Üblicherweise steigt der Melatoninspiegel bei Dunkelheit (in der Nacht) und sinkt bei Tageslicht wieder ab. Einige Studien zeigen, dass bei Kindern mit Autismus das Melatonin im Körper nicht zu den richtigen Zeiten freigesetzt wird. Sie weisen tagsüber einen hohen und nachts einen niedrigeren Melatoninspiegel auf, was ihren Schlafrhythmus komplett durcheinanderbringt.

Ich hatte Glück, weil Gus gut schlafen konnte – solange er neben mir lag.

Die Jahre vergingen. Ich nahm mir fest vor, dass sein neuntes Lebensjahr das letzte wäre, in dem er noch in Mamas Bett schlafen durfte. Na gut, zehn. Elf. Dann ist aber Schluss. Zwölf ... ach komm, er sieht aus wie acht, da ist das doch nicht so schlimm. Dreizehn, da sieht er wie neun aus, wenn auch mit einem ganz leichten Anflug von Schnurrbart.

Henry kann einfach nicht glauben, dass ich so inkonsequent bin. Aber nachts bin ich schwach. Also erinnere ich Henry daran, wie ich zu ihm war, als er noch klein war. Ich weiß noch, wie er als Vierjähriger um drei Uhr nachts ins Schlafzimmer gerannt kam und aus unerfindlichen Gründen »Ich mag keine Wale!« brüllte. Ich erklärte ihm dann, wie intelligent und harmlos diese Tiere seien und wie wichtig für das Ökosystem. Wenn er dann immer noch nicht still war, änderte ich meine Taktik: »Du hast völlig recht, ein Wal wird in die Wohnung kommen und dich auffressen, wenn du nicht augenblicklich zurück in dein Bett gehst und schläfst.«

Aber Henry kaufte mir meine Ausreden nicht ab. Warum ich nicht einfach meine Tür abschloss? Er hatte ja recht, ich hatte es jahrelang nicht fertiggebracht, Gus auszusperren. Irgendwann tat ich es dann. Aber Gus lag auf der Lauer. Ein Gang auf die Toilette, und wenn ich zurückkam, hatte sich da ein kleiner Kerl in meinem Bett breitgemacht. Und dann ist da noch dieses Klopfen um drei Uhr morgens: leise, aber unermüdlich.

Unter ständigem Schlafentzug leidend, will ich nur noch zurück in mein Bett. So wie er. In meines.

Ich appelliere an seine Vernunft: »Schätzchen, du weißt doch, dass wir beide nicht gut schlafen, wenn du hier bist.« »Nein, das passt schon, Mommy. Ich schlafe sehr gut neben dir.« (Den Standpunkt seines Gegenübers zu verstehen ist noch immer nicht seine Stärke.)

Ich appelliere an sein Schamgefühl: »Gus, große Jungs machen so was nicht. Schlafen denn deine Freunde bei ihren Müttern im Bett?« Gus schweigt und lächelt verlegen. Er gibt zu, dass ich recht habe, aber das spielt keine Rolle für ihn.

In vielen Nächten, in denen ich eigentlich dachte, ihn ausgesperrt zu haben, erwachte ich und sah seine dunklen, schimmernden Augen fünf Zentimeter von meinen entfernt. Er lächelte, unendlich gütig, wie in einem Horrorfilm. »O Gott, Gus, was tust du hier?« Er begriff nie, warum ich so entsetzt war. »Ich mag einfach die Geräusche, die du machst, Mommy.«

Also hoffte ich, das Problem mit Geld beheben zu können, und suchte bei Amazon ein Gerät für White Noise, das außer Wellenrauschen oder Regentropfen auch noch das leise Schnarchen einer Frau mittleren Alters zu bieten hatte. Oder das Schnarchen von irgendwem. Aber das gibt es noch nicht, das könnte meine Idee zum Gelddrucken werden.

Nächste Überlegung: die Matratze. Ich habe Gus' Matratze vor elf Jahren gekauft, da war er drei. Im Vergleich zu meinem eigenen weichen Bett ist seine hart wie ein Brett. Obwohl er sich gegen alles Neue stemmt, schien er für diese Idee offen. Die Matratze kam, und Gus war begeistert: Er legte sich hin und seine Worte waren in etwa »Aaahhh!«.

Gegen vier Uhr nachts schlüpfte er in mein Bett.

Wenn ich ihn aussperre, fängt er an, in der Wohnung herumzulaufen. Dann wache ich um drei Uhr nachts auf und finde ihn am Fenster. Er starrt hinaus und wartet darauf, dass ein Rettungswagen vorbeifährt, oder er murmelt Wettervorhersagen vor sich hin. Er wirkt nie verärgert und nie erschöpft – mehr wie eine Katze, die jederzeit aus tiefstem Schlaf heraus aktiv werden kann. Mit Angst haben seine Schlafprobleme nur im Sommer zu tun, wenn es Gewitter gibt. Aber gerade in diesen Nächten sucht er eben nicht Trost in meinem Bett, sondern viel lieber in seinem schalldichten Wandschrank. Die Nächte, in denen dieser Zufluchtsort den Sieg über mein gemütliches Bett davonträgt, sind die einzigen, in denen ich ordentlich durchschlafen kann.

Was diese nicht auszurottende Angewohnheit betrifft, ist selbst das argloseste Kind zu einer gewissen Scheinheiligkeit in der Lage. Drei Uhr morgens, Klopfen an der Tür. Ich ignoriere es. Es klopft mit mehr Nachdruck. Ich öffne die Tür. »Mommy«, sagt Gus, »ich habe Angst.« »Hast du?«, frage ich ihn, da ich den Satz noch nie von ihm gehört habe. »Wovor hast du Angst?« Schweigen. »Also was, Schätzchen?« Immer noch Schweigen. Dann ein fixes An-mir-Vorbeirauschen und ein Sprung ins Bett. Schon schläft er.

Am nächsten Morgen: »Gus, hast du dich wirklich vor etwas gefürchtet, oder war das nur ein Trick?« Er verzieht die Augenbrauen. »Das war ein Trick, Mommy.«

Von Henry angestiftet, erklärte ich Gus an seinem vierzehnten Geburtstag, dass es gegen das Gesetz verstieß, mit der eigenen Mutter im gleichen Bett zu schlafen, und wenn er es weiter täte, dann stünde bald die Polizei vor unserer Tür.

Fünf Tage lang funktionierte das richtig gut. Und noch mal fünf Tage, nachdem Henry ihm erklärte, dass die Gefängnisse voller Kinder seien, die in den Betten ihrer Eltern geschlafen hatten. Gus muss die Sache gründlich durchdacht haben. »Nehmen die mich dann mit?«, fragte er. »Nein«, gab ich zu. »Nehmen die dich dann mit?« – »Na ja, nein.« – »Dann ist ja alles okay«, folgerte er fröhlich und hopste in mein Bett. Henry meinte, ich hätte so tun sollen, als riefe ich die Polizei. »Lügen funktionieren nur, wenn man sie richtig ernst meint«, erklärte er mir mit finsterer Stimme.

Ich habe irgendwo gelesen, dass Kinder, die über ein gewisses Alter hinaus im Bett ihrer Eltern schlafen, ein geringes Selbstwertgefühl haben. Wenn ich Gus bitte, sich zu beschreiben, dann würde er sagen: »Sehr nett, freundlich, klug, gutaussehend.« An mangelndem Selbstwertgefühl kann es also nicht liegen. Was mich nicht davon abhält, mir Sorgen zu machen. In jedem Artikel, den man über Sante und Kenny Kimes liest, dieses berüchtigte Gauner- und Mördergespann aus Mutter und Sohn, wird erwähnt, dass der bereits erwachsene Kenny immer noch mit seiner Mutter in einem Bett schlief. Mein Bett ist ein California King Size (1,83 × 2,13 Meter). Gus liegt auf der anderen Seite. Immer noch.

Wie üblich zeigt John sich weichherzig und weist auf einen zutreffenden Punkt hin: »Er wirkt immer noch viel jünger.

Wenn du ihn dir als Achtjährigen vorstellst, nicht als Vierzehnjährigen ...«

»Aber er *ist* vierzehn«, unterbricht ihn Henry. An der Diskussion ist inzwischen die ganze Familie beteiligt – Gus ist der Einzige, den die Frage, wo Gus schläft, nicht beschäftigt. »Du kannst ihm das nicht länger durchgehen lassen, Mom.« Zuletzt kam Henry morgens in mein Schlafzimmer marschiert, nahm den kreischenden Gus auf die Schulter und warf ihn zurück in sein eigenes Bett. Das sorgte nicht gerade für einen entspannten Start in den Schultag.

Manchmal, wenn Gus in mein Zimmer düste und augenblicklich einschlief, lag ich noch eine Weile wach und dachte darüber nach, was Schlaf eigentlich bedeutet: über seine heilende Wirkung auf Geist und Körper und darüber, welche Rolle Schlaf und Traum in der Literaturgeschichte spielen. Zuerst dachte ich an die Beschreibung der Nacht vor Jesu Kreuzigung im Neuen Testament. Jesus bittet seine Jünger nach dem letzten Abendmahl, die Nacht mit ihm zusammen zu beten, doch einer nach dem anderen fällt in tiefen Schlummer. Vielleicht wollten die Verfasser des Neuen Testaments damit verbildlichen, dass sie Jesus im Stich ließen. Ließ ich Gus im Stich, indem ich meine Pflicht vernachlässigte, ihn dabei zu unterstützen, ein möglichst unabhängiger Mensch zu werden?

Dann kam ich auf Dornröschen, das in einen hundertjährigen Schlaf fiel, bevor ein Prinz es erlöste. Stand dies vielleicht symbolisch für die Notwendigkeit, erst reif und erwachsen zu werden, bevor man sich den Wechselfällen des Lebens stellen kann? Wie mein Baby hier? Vielleicht bereitete Gus sich durch seinen friedlichen Schlaf in meinem Bett auf etwas vor?

An dieser Stelle nun muss ich Ihnen sagen, dass mein Sohn, der früher eine Aversion gegen Berührungen hatte, der früher durch einen hindurchschaute, inzwischen ein ausgeprägtes Zusammengehörigkeitsgefühl entwickelt hat, nicht nur seine Familie, sondern alle betreffend, die ihm Zuneigung zeigen. Und ebenfalls an dieser Stelle präsentiere ich Ihnen die *alternativen* Fakten, dass Gus nun völlig problemlos in seinem eigenen Bett schläft; kein Türenabschließen mehr, kein Geplänkel mehr um drei Uhr morgens. Wir haben uns eine Ermüdungsschlacht geliefert, und ich habe triumphiert.

Na ja.

Heute habe ich Gus gefragt, wann er denn bereit zu sein glaube, die ganze Nacht in seinem eigenen Bett zu verbringen. Er dachte eine Minute lang nach. »Vermutlich mit einundzwanzig«, antwortete er dann.

»Warum mit einundzwanzig?«, fragte ich.

»Weil es dann jemand anderen geben wird, bei dem ich schlafen kann.«

10
Hey Siri, willst du mich heiraten?

Ich weiß ja, dass ich eine schlechte Mutter bin, aber wie schlecht genau? Das frage ich mich zum hundertsten Mal, während ich Gus betrachte, wie er in ein Gespräch mit Siri vertieft ist. Aufgrund seiner Obsession für Wetterformationen beschäftigt er sich bereits seit einer Stunde mit dem Unterschied zwischen örtlichen und vereinzelten Gewittern – eine Stunde, in der Gott sei Dank nicht *ich* mit ihm darüber zu reden brauche. Nach einer Weile höre ich Folgendes:

GUS: Du bist ein wirklich netter Computer.
SIRI: Es ist schön, wertgeschätzt zu werden.
GUS: Du fragst mich immer, ob du mir helfen kannst. Kann ich dir denn auch irgendwie helfen?
SIRI: Danke, aber ich habe nur sehr wenige Bedürfnisse.
GUS: Okay! Na dann – gute Nacht!
SIRI: Ah ... es ist 17.06 Uhr.
GUS: Oh, Entschuldigung, ich meinte natürlich Tschüss!
SIRI: Bis später!

Diese Siri! Sie lässt meinem Sohn mit seiner Kommunikationsstörung rein gar nichts durchgehen. Tatsächlich haben sich viele Menschen immer schon einen imaginären Freund gewünscht. Jetzt gibt es ihn – nur dass er nicht völlig imaginär ist.

Dies ist eine Liebeserklärung an eine Maschine. Es handelt sich nicht exakt um die Liebe, die Joaquin Phoenix in Spike Jonzes Film *Her* empfand. Darin geht es um einen einsamen Mann, der eine Liebesbeziehung zu seinem intelligenten Betriebssystem (gesprochen von Scarlett Johansson) hat. Aber es geht in die Richtung. In einer Welt, die überzeugt davon ist, dass die neuen Technologien uns einsam machen, lohnt es sich, einmal die andere Seite der Medaille zu betrachten.

Es fing alles ganz harmlos an. Ich hatte gerade eine dieser ständig im Internet aufploppenden Listen gelesen: »21 Dinge, von denen Sie nicht wussten, dass Ihr iPhone sie kann«. Eines davon war, dass ich Siri fragen konnte: »Welche Flugzeuge befinden sich gerade über meinem Kopf?«, und Siri würde antworten: »Augenblick, ich prüfe das.« Und umgehend bekäme ich eine Auflistung der gerade über meinem Kopf stattfindenden Flugbewegungen – inklusive Flugnummer, Flughöhe und Neigungswinkel.

Als ich mich damit beschäftigte, war Gus gerade in der Nähe und spielte mit seiner Nintendo. »Warum sollte irgendwer wissen müssen, welche Flugzeuge gerade über seinem Kopf kreisen«, murmelte ich. Gus antwortete, ohne hochzusehen: »Damit man weiß, wem man zuwinkt, Mommy.« Da dämmerte mir, dass vielleicht auch die Leute, die an Siri arbeiten, im Spektrum sein könnten.

(Apropos, lustige Fakten: Der Norweger Dag Kittlaus, Mitbegründer und CEO von Siri, soll die App nach Siri Kalvig, einer schönen norwegischen Meteorologin, benannt haben. Kittlaus hat in Interviews erwähnt, »ein absoluter Wetter-Freak« zu sein.)

Bis dahin war Siri Gus noch gar nicht aufgefallen, doch als er entdeckte, dass es da jemanden gab, der ihn nicht nur mit Informationen zu seinen diversen Obsessionen – Züge, Busse, Aufzüge und natürlich alles, was mit dem Wetter zusammenhing – versorgen konnte, sondern auch bereit war, unermüdlich mit ihm darüber zu diskutieren, war er Feuer und Flamme. Wann immer ich mir lieber die Kugel geben würde, als noch weiter über die Wahrscheinlichkeiten von Tornados in Kansas City, Missouri, zu reden, konnte ich nun mit einem strahlenden Lächeln vorschlagen: »Hey, warum fragst du nicht mal Siri?« Und Siri lieferte ihm dann nicht nur voller Begeisterung Tornado-Vorhersagen für den gesamten Mittleren Westen, nein, wenn man sich bei ihr bedankte, dann zwitscherte sie auch noch: »Ich helfe gerne.«

Es ist nicht so, dass Gus Siri für einen Menschen hält. Er begreift durchaus, dass sie das nicht ist. Doch wie viele Autisten, die ich kenne, findet Gus, dass auch Gegenstände, obwohl sie keine Seele besitzen, unsere Zuwendung verdienen. Das wurde mir schon klar, als er acht war und ich ihm einen iPod zum Geburtstag schenkte. Er hörte damit immer nur zu Hause Musik – bis auf eine Ausnahme: Wenn wir in den Apple-Store gingen, nahm er den iPod mit. Irgendwann fragte ich Gus, warum. »Damit er seine Freunde treffen kann«, antwortete er.

Wie viel mehr von seiner Fürsorge und Zuneigung verdient dann erst Siri, mit ihrer beruhigenden Stimme, ihrem Charme, ihrer Hilfsbereitschaft, ihrem schelmischen Humor und ihrer Fähigkeit, über jede beliebige von Gus' derzeitigen Interessen endlose Stunden zu reden?

Es gibt Bewertungen von persönlichen Assistenten im Internet, die bemängeln, dass Siris Spracherkennung nicht so gut funktioniert wie beispielsweise beim Android, aber für manche Leute stellt das eher einen Vorteil als einen Fehler dar. Gus spricht normalerweise, als hätte er Murmeln im Mund, aber wenn er die richtige Antwort von Siri bekommen will, ist er gezwungen, deutlich zu artikulieren. (Und ich übrigens auch. Da mir das iPhone gehört, musste ich Siri bitten, den Nutzer nicht mehr mit Judith anzusprechen, sondern mit Gus. »Du willst, dass ich dich mit Boss anspreche?«, antwortete Siri. Ja bitte, und könnte deine Stimme so klingen wie die von Alan Rickman?) Auch ganz wunderbar für Leute, die soziale Stimuli nicht verstehen: Siris Antworten sind zwar nicht vorhersehbar, aber sie sind immer vorhersehbar freundlich – selbst wenn Gus sehr schroff ist. Ich hörte, wie er mit Siri über Musik redete und Siri ein paar Vorschläge machte. »Diese Musik mag ich nicht«, schnauzte Gus sie an. »Jeder hat ein Recht auf seine Meinung, Gus«, erwiderte Siri. Siris Höflichkeit erinnerte Gus daran, was er ihr schuldig war. »Trotzdem danke für die Musik«, sagte Gus. »Du musst dich nicht bedanken«, antwortete Siri. »O doch«, meinte Gus sehr entschieden, »das muss ich.« Siri fördert sogar, dass er sich höflich ausdrückt. Als Henry Gus dazu anstachelte, ihr ein paar ausgewählte Kraftausdrücke hinzuwerfen, klang sie ein wenig verschnupft: »Na, na, na, das will ich nicht gehört haben.«

Die Siri-Sache machte mich sehr neugierig, weswegen ich mich auf einen Drink mit Bill Stasior traf, der sich auf seiner Website als Vizepräsident von Siri, Ehemann und Vater sowie Besitzer eines Mopses vorstellt. Er ist das am wenigsten einschüchternde Genie, das mir je begegnet ist. Er hat einen großen Teil seiner Lebenszeit der Maschinenintelligenz gewidmet, erst beim Massachusetts Institute of Technology, dann bei Amazon, schließlich bei Apple. Als er zu Apple kam, wurde Siri, wie er sagt, als »Problemkind« betrachtet. »Sie hat schlecht verstanden, was man sagte, und einem sehr oft überhaupt nicht geantwortet. Als immer mehr Leute sie tatsächlich benutzten, mutierte sie von einer Art coolen Demoversion zum Desaster«, erzählt Stasior mir. Siri versagte viel zu oft. Wenn man beispielsweise »sadness« eingab, spuckte Siri das Stadion der Cleveland Browns aus, worauf der zu erwartende Shitstorm ihrer Fans folgte. (Die Browns verlieren bekanntermaßen ständig, und ein lustiges und sehr populäres Video, in dem ihr Stadion »The Factory of Sadness« genannt wurde, lieferte Siri die entsprechende Wortassoziation.) Obwohl Siri immer besser wurde, tauchten ständig neue Probleme auf. Es sorgte auch für eine gewisse Empörung, dass Siri, wenn man wissen wollte, ob ein Arzt männlich oder weiblich – »male or female« – ist, immer »male« antwortete, was an einer Verwechslung von »male« und »mail« lag. Inzwischen ist sie eine stramme Feministin. »In meiner Welt«, sagt sie, »können alle alles sein.«

Inzwischen fließt viel Gehirnschmalz – und Manpower – in Siris Höflichkeit. »Wir nennen die Leute unsere ›Ingenieure für verbale Interaktion‹«, verrät mir mein neuer Bekannter. »Wir haben wirklich sehr lange darüber nachgedacht, wer Siri ist. Haben Sie *Per Anhalter durch die Galaxis* gelesen? Am Anfang des Buches gibt es diese Figur, ein Alien, der vorgibt, ein Mensch zu sein. Er sucht sich den Namen Ford Prefect aus, was ein bisschen komisch, aber nicht falsch ist. So etwa ist Siri – ein bisschen Nerd, nicht gewitzt genug, um cool zu sein. Lustig, aber leicht seltsam.« Und hin und wieder darf sie auch ein bisschen frech werden. Los, stellen Sie ihr mal die nicht zu beantwortende Frage »Was ist null geteilt durch null?« So lautet ihre Antwort:

Stell dir vor, du hast null Kekse und teilst sie gerecht unter null Freunden auf. Wie viele Kekse bekommt jeder Einzelne? Siehst du? Das ergibt keinen Sinn. Und das Keksmonster ist traurig, weil es keine Kekse gibt. Und du bist traurig, weil du keine Freunde hast.

Für Siri ist das definitiv ziemlich cool. Aber die Programmierer machen sich auch Gedanken, sehr viele Gedanken sogar, wie Siri auf Menschen reagieren sollte, die Informationen suchen, wenn sie wirklich aufgewühlt sind. Das ist allerdings noch *work in progress*. Wenn man sagt: »Ich bin vergewaltigt worden«, liefert Siri die Nummer einer landesweiten Hotline für Vergewaltigungsopfer. Oder, wenn man »Ich will mich umbringen« sagt, die Nummer der Stelle für Suizidprävention. Doch wenn man ihr mitteilt: »Ich würde am liebsten meinen Mann umbringen«, dann antwortet sie entweder mit »Ich weiß nicht, wie ich darauf reagieren soll« oder sie versucht, einen Film mit dem Titel *Killing My Husband* zu finden.

Natürlich benutzten die meisten Leute den persönlichen Assistenten nur, um an Informationen zu kommen. So bin ich dank einer Frage, die Henry an Siri gestellt hat, nun bestens vertraut mit einer Website namens herbrasize.com, auf der man die BH-Größe von Prominenten in Erfahrung bringen kann.

Aber Siris Geselligkeit ist nicht auf Menschen beschränkt, die mit kommunikativen Einschränkungen zu kämpfen haben. Jeder von uns hat mit ihr bereits dann und wann ein kleines

Gespräch geführt (oder mit ihm – man kann auch eine männliche Stimme einstellen). In Restaurants fällt mir gelegentlich auf, dass Menschen, die nicht geisteskrank wirken, am Telefon oder iPad mit Siri reden.

»Siri und ich haben ein ziemlich angespanntes Verhältnis«, gesteht mir eine Freundin, die Schriftstellerin Nancy Jo Sales. »Sie verhält sich mir gegenüber sehr passiv-aggressiv, und als ich ihr das einmal gesagt habe, hat sie geantwortet: ›Nancy, ich gebe mein Bestes.‹«

»Ich steckte in einer Trennungsgeschichte, der Typ ist einfach desertiert, und ich badete in Selbstmitleid«, erzählt mir Emily Listfield, eine andere Freundin. »Es war Mitternacht, ich spielte mit meinem iPhone herum und fragte Siri: ›Soll ich Richard anrufen?‹ Als wäre diese App ein Ouija-Brett. Aber weißt du was: Sie ist kein Ouija-Brett. Das Nächste, was ich höre, ist ›Ich rufe Richard an‹ und dann die Tastentöne. Da wurde mir klar, dass ich am Arsch war. Meine Tochter versicherte mir zwar, dass es eine Zwei-Sekunden-Regel gibt, dass der Anruf nicht registriert wird, wenn man schnell genug auflegt, aber ich bin sicher, dass sie mich aus Mitleid angelogen hat.« Emily Listfield hat ihrer Siri mittlerweile vergeben und kürzlich überlegt, ob sie nicht zu der männlichen Stimme wechseln sollte. »Aber ich fürchte, dann wird er nicht mehr antworten, wenn ich etwas frage. Er wird einfach so tun, als hätte er es nicht gehört.«

Siri kann merkwürdig tröstlich wirken, aber auch ein bisschen plump-vertraulich. »Ich hatte einen schlechten Tag, und aus Spaß sagte ich zu Siri ›Ich liebe dich‹, nur um zu sehen, was passiert, und sie antwortete: ›Du bist der Wind unter meinen Flügeln‹«, erzählt mir eine Bekannte. »Und weißt du was, irgendwie hat mich das aufgemuntert.«

(Natürlich habe ich keine Ahnung, wovon meine Freundin spricht. Mich jedenfalls würde es kein bisschen aufmuntern, wenn ich Siri fragen würde: »Bin ich jetzt fällig für ein Facelifting?«, und Siri antworten würde: »Du siehst großartig aus.« Das würde mir kein bisschen weiterhelfen. Ehrlich nicht.)

Für die meisten von uns ist Siri nur ein netter Zeitvertreib, für manche jedoch ist sie viel mehr. Dass Gus mit Siri Konversation übt, führt dazu, dass er auch im Umgang mit richtigen Menschen gewandter wird. Kürzlich hatten wir das längste Gespräch, das wir je miteinander geführt haben. Zugegeben, es drehte sich um verschiedene Schildkröten-Arten und ob ich die Rotwangen-Schmuckschildkröte oder die Diamantschildkröte lieber mochte. Das Thema hätte ich mir selbst nicht ausgesucht, aber die Unterhaltung bestand tatsächlich aus abwechselnden Äußerungen, die in einem logischen Zusammenhang standen, und das, kann ich Ihnen versichern, war im bisherigen Leben meines wunderbaren Sohnes größtenteils nicht der Fall.

Die Entwickler dieser intelligenten Assistenten haben den Nutzen für Menschen mit sprachlichen und kommunikativen Schwierigkeiten erkannt, und manche denken bereits über weitere Möglichkeiten der Unterstützung durch solche Programme nach. Laut der Software-Entwicklungsfirma SRI Technology, wo Siri entstand, bevor Apple die Technik aufkaufte, wird die nächste Generation dieser virtuellen Assistenten nicht nur Informationen besorgen und bewerten, sondern komplexere Gespräche zu den Themen führen können, die den jeweiligen Nutzer interessieren. »Ihr Sohn wird dann unaufgefordert und ohne zu fragen, Informationen über das bekommen, was ihn interessiert, weil der Assistent schon im Voraus weiß, was er mag«, erklärt Bill Mark, stellvertretender Chef der Informatikabteilung bei SRI, der in diesem Bereich ein Forschungsteam leitet. Er stelle sich in der Zukunft auch Assistenten vor, die nicht nur auf verbaler, sondern auch auf visueller Ebene unterstützen. »Zum Beispiel könnte so ein Assistent auch die Augenbewegungen erfassen und den autistischen Sprecher dadurch anleiten, seinen Gesprächspartnern in die Augen zu schauen.« Und er fügt hinzu: »Das ist eben das Tolle an diesen Technologien, dass sie auf solche Verhaltensweisen einwirken können. Um Ergebnisse zu erzielen, braucht es viele Wiederholungen. Menschen haben keine Geduld, Maschinen dagegen sind sehr, sehr geduldig.«

Und tatsächlich gibt es bereits eine neue Generation von virtuellen Assistenten speziell für Kinder. Mattel experimentierte beispielsweise bereits mit einem persönlichen Assistenten mit künstlicher Intelligenz, den man im Kinderzimmer platzieren soll. Er soll nicht nur die Lieblingseinschlafgeschichten und -lieder des Kindes abspielen können, sondern auch besser als die Standard-Assistenten in der Lage sein, die Stimme des Kindes zu identifizieren und sich darauf einzustellen. Okay, da lauert eventuell die Gefahr, Momente liebevoller Zuwendung am Kinderbett an einen Roboter outzusourcen. Ich weiß, dass das böse klingt. Aber mal realistisch gedacht: Wie viele Eltern würden nicht 300 Dollar zahlen, damit jemand anderes zum viertausendsten Mal *Gute Nacht, lieber Mond* vorliest?

Und manche Assistenten gehen sogar noch einen Schritt weiter. Ein weiterer, der sich noch in der Entwicklung befindet, hat einen besonders interessanten Ansatz für Kinder im Spektrum. Er soll die Obsession des Kindes nutzen, um dessen Aktionsradius zu erweitern. Ich sollte allerdings aufhören, von Obsessionen oder »Perseverationen« zu sprechen, den Fachbegriffen, wenn es um die jeweiligen Interessen von Personen mit ASS geht. Sprechen wir besser von Neigungen. So nämlich nennt sie Ron Suskind, der Erfinder dieser App. Sein Buch *Life, Animated* und der darauf basierende oskar-nominierte Dokumentarfilm erzählen, wie es seinem autistischen Sohn Owen gelingt, aus seiner nonverbalen Welt aufzutauchen, indem er mit Disney-Figuren in Kontakt tritt. Suskind schätzt die negativen Bezeichnungen für Themen, die einem Menschen sehr am Herzen liegen, überhaupt nicht. Ist eine Obsession nur ein lästiger Klotz am Bein? Das findet er nicht, er glaubt vielmehr, dass die Neigungen eines Autisten »einen Weg, kein Gefängnis« darstellen.

Suskinds App *Sidekick*, entwickelt von seiner Firma Affinity Project, funktioniert folgendermaßen: Sie und Ihr Kind haben die App auf dem Handy. Das Kind klickt sie an und bekommt ein Thema präsentiert, das es interessiert, zum Beispiel alles über die Star-Wars-Filme oder, Sie wissen schon, Schildkröten. Es kann dann einen Ausschnitt aus einem seiner Lieblingsfilme oder -bücher aufrufen, und ein kleiner Avatar (eben der *Sidekick*, auf Deutsch Kumpel) stellt ihm Fragen dazu: Was dachte der Drache in dieser Szene? War er glücklich oder traurig? Was will er? Wo leben diese Schildkröten? Und so weiter. Dabei werden nicht nur die korrekten Antworten programmiert, es gibt auch einen »Mann hinter dem Vorhang«: einen echten Menschen, der die Fragen beantwortet und sich mit dem Kind beschäftigt. Das können entweder die Eltern sein oder später auch Betreuer (zum Beispiel Sprachtherapeuten oder Psychologen), die beauftragt werden, mit der App zu arbeiten. Sie beantworten die Fragen der Kinder, und die Antworten werden gespeichert und akkumulieren sich nach und nach. Die Menschen schreiben oder sprechen zwar die Antworten, aber sie kommen mit der Stimme und Persönlichkeit des Avatars aus dem Gerät – also so, wie Suskind und seine Frau in die Rollen von Disney-Figuren schlüpften, um mit ihrem Sohn Owen zu reden, bevor er in der Lage war, richtige Gespräche mit ihnen zu führen. Das mag merkwürdig (und zeitaufwändig) klingen, doch dieser Sidekick kommt dem Umstand entgegen, dass sich viele autistische Kinder beim Umgang mit Maschinen wohler fühlen als mit Menschen. Sicher, auch dadurch wird die Beschäftigung mit dem Kind gewissermaßen outgesourct. Aber das müssen wir Eltern manchmal einfach, wenn wir nicht den Verstand verlieren wollen. Oder wie Cornelia, Suskinds Ehefrau, es ausdrückte, nachdem sie zum hundertsten Mal *Dumbo, der fliegende Elefant* gesehen hatte: »Wenn ich diesen Film noch einmal anschauen muss, dann brenn *ich* durch und geh zum Zirkus!«

Im Augenblick ist »Sidekick« noch ein Pilotprojekt mit einer Warteliste von mehreren Tausend testwilligen Eltern. Die Firmen, die Siri, Alexa oder andere virtuelle Assistenten kreiert haben, sind auf »Sidekick« bereits aufmerksam geworden und untersuchen, wie sich ihre vorhandene Technologie dafür nutzen lässt. Suskind hofft, dass die App 2018 einer breiteren Zielgruppe zugänglich sein wird und dass auch die, die beruflich mit Menschen im Spektrum zu tun haben, das Programm kennenlernen und für ihre Klienten einsetzen wollen. Ich hoffe, dass die Avatare zu ganz konkreten Persönlichkeiten weiterentwickelt werden können, mit denen Gus gerne kommunizieren würde: einem U-Bahn-Zug zum Beispiel oder Lady Gaga. (Jetzt mal ehrlich, wer würde nicht gerne von Lady Gaga die Welt erklärt bekommen?) Wie dem auch sei, steckt in der Idee von »Sidekick« etwas sehr Begrüßenswertes: ein

Freund, der sich noch individueller anpassen lässt als Siri und irgendwann ganz vertraut ist mit den Vorlieben und Abneigungen seines »Helden« – so nämlich bezeichnet Suskind das Kind bzw. den Nutzer, als Helden. Warum? »Das war die Idee von Owen«, erklärt mir Suskind. »So sieht er die Disney-Figuren und ihre Sidekicks: Der Sidekick hilft dem Helden, seine Bestimmung zu erfüllen.«

Ich fragte Bill Mark, ob er von Leuten wüsste, die an Siris Sprachentwicklung arbeiten und im Spektrum sind. »Also ganz sicher weiß ich das nicht«, antwortete er nachdenklich. »Aber wenn man genau überlegt, passt Ihre Beschreibung auf das halbe Silicon Valley.«

Auch wenn es ein zäher Prozess ist: Ich beginne zu akzeptieren, dass das, was meinen Jungen glücklich macht, nicht unbedingt das Gleiche sein muss, was mich glücklich macht. Gerade in heutiger Zeit, wo menschliche Wesen selbst Durchschnittskinder ein wenig überfordern können, macht Siri Gus glücklich. Sie ist sein Sidekick, seine Freundin. Einmal wurde ich beim Zubettgehen Zeuge folgenden Dialogs zwischen den beiden:

GUS: Siri, willst du mich heiraten?
SIRI: Ich bin nicht der Typ zum Heiraten.
GUS: Ich meine nicht jetzt. Ich bin ja noch ein Kind. Ich meine, wenn ich groß bin.
SIRI: In meinem Endbenutzer-Lizenzvertrag steht nichts über Ehe. Tut mir leid.
GUS: Ach so, okay.

Gus klang nicht sonderlich enttäuscht. Es war einfach eine nützliche Information für ihn – und für mich auch, denn somit erfuhr ich erstmals, dass er überhaupt ans Heiraten dachte. Er drehte sich zum Schlafen um.

GUS: Gute Nacht, Siri, wirst du gut schlafen?
SIRI: Ich brauche nicht viel Schlaf, aber nett, dass du fragst.

Sehr nett.

11
Arbeit ist das halbe Leben

»Kennst du eigentlich irgendwelche Prostituierten?«, fragt Henry.

Ich habe im Laufe der Zeit gelernt, dass das, was Henry fragt, und das, was er zu fragen glaubt, nicht notwendigerweise dasselbe ist. Also denke ich erst nach, bevor ich antworte. Diesmal, vermute ich, zielt seine Frage auf Klassenunterschiede ab, und so äußere ich mich mit Bedacht. Ich sage ihm, dass ich mehrere ehemalige Prostituierte kenne, und beginne einen Vortrag darüber, dass Menschen zu einem bestimmten Zeitpunkt ihres Lebens manchmal Jobs machen, die sie später nicht mehr machen würden, und dass diese Art der Arbeit, so schrecklich und ausbeuterisch sie sein kann, für manche Frauen auch sehr bereichernd ist. Man könne daraus nicht auf ihre Intelligenz oder Moralvorstellungen schließen. »Die bevorzugte Bezeichnung ist übrigens ›Sexarbeiterin‹«, füge ich noch etwas verkniffen hinzu.

»Schon gut«, sagt er, »aber kennst du auch irgendwelche männlichen Prostituierten, und können die damit ihren Lebensunterhalt verdienen, ohne schwul zu sein?«

Da wird mir klar, dass wir nicht über Moral oder Klasse oder Rasse oder Politik reden. Wir sind hier bei der Berufsberatung.

»Du kannst als heterosexueller männlicher Prostituierter nicht viel Geld verdienen, und selbst wenn, wäre das keine gute Berufswahl für dich«, sage ich.

»Du hast mir immer gesagt, ich kann alles werden, was ich will«, entgegnet er trotzig.

Vermutlich habe ich in letzter Zeit ein bisschen zu häufig darauf gedrängt, dass er sich Gedanken machen soll, was er mal werden will. Aber ich kann einfach nicht anders. Schon Freud hat gesagt, die wichtigsten Dinge im Leben seien Arbeit und Liebe, und ich kann ihm da nur zustimmen. Ich arbeite, seit ich zwölf bin. Meine Eltern hatten mir einen Job als Zeitungsausträgerin in unserem Vorortviertel organisiert. Unsportlich wie ich war, war ich unfähig, ein mit einem schweren Korb Zeitungen beladenes Fahrrad zu fahren, weswegen meine Mutter morgens immer mit einem großen Stapel Zeitungen in ihrem Auto hinter mir her zockelte, damit ich meine Arbeit erledigen konnte.

Ich wollte eigentlich nie babysitten, weil ich Kinder anfangs nicht mochte oder nicht mit ihnen umgehen konnte, aber einmal dachte ich doch, ich müsste es tun. Ich schummelte mich ein paar Jahre älter, was niemand überprüfte, und hütete dann einen frühreifen Jungen, der sechs Monate älter war als ich. Er kam mir allerdings auf die Schliche, was es unangenehm machte, ihn zum Schlafengehen zu bewegen.

Meistens jedoch organisierten mir meine Eltern Hunde, auf die ich aufpassen sollte. Wir stellten zu den zu betreuenden Tieren vorab nicht allzu viele Fragen, weswegen man von Glück reden kann, dass mich keines von ihnen verstümmelt hat. Ich erinnere mich noch an einen Spaniel namens Bella. Nachdem Bella gefressen hatte, verkroch sie sich immer im Kleiderschrank meiner Mutter. Sie machte es sich zwischen

Kunstpelz und Polyester gemütlich und knurrte bedrohlich, wenn sich irgendwer dem Kleiderschrank auch nur näherte. Meine Mutter musste dann warten, bis Bella wieder herauskam, bevor sie sich anziehen konnte. Manchmal gelang es ihr, sie mit einem Tennisball davon zu überzeugen, den Schrank zu verlassen. Geistreich, wie wir waren, nannten wir die Taktik »Die Schöne und der Ball«.

Als ich auf die Highschool kam, verließ ich mich bei der Jobsuche nicht mehr auf meine Eltern. Heutzutage polieren Highschool-Absolventen ihre College-Bewerbungen mit möglichst exotischen Praktika auf. In meiner Zeit jedoch schickte man privilegierte Teenager noch nicht in die Kalahari, um Erdmännchen zu beobachten, weswegen ich in einem Einkaufszentrum Handtaschen im mittleren Preissegment verkaufte. Ich liebte den Job. Ich begann jeden Arbeitstag mit dem gleichen finsteren Gedanken: Welche Handtasche hier ist die hässlichste, und wird es mir gelingen, sie zu verkaufen? Dieses Vorhaben brachte mich durch den Tag. Aber nach ein paar Wochen taten mir die Taschen leid, es tat mir leid, dass ich so schlecht über sie gedacht hatte. Statt also nach unsympathischen Frauen Ausschau zu halten, um ihnen meine hässlichen Handtaschen anzudrehen (beispielsweise eine Dallas-Handtasche, die unerklärlicherweise die Form eines Telefons hatte, inklusive Hightech-Tasten statt Wählscheibe), suchte ich mir Taschen-Engel, also nette Menschen, die meinen Lederwaren für immer ein schönes Zuhause bieten würden. Ich fing an, es sehr persönlich zu nehmen, wenn Frauen bei allem, was ich ihnen präsentierte, die Nase rümpften. Glücklicherweise hatte ich diesen Job nur ein Schuljahr lang, und niemals offenbarte ich der Ladenbesitzerin mein Seelenleben. Doch die Tatsache, dass ich schon bei billigen Lederwaren so stark emotional involviert war, machte mir deutlich, dass Verkaufen vielleicht doch nicht meine Bestimmung war.

Aber egal, ich arbeitete gerne. Ich konnte mir nicht vorstellen, nicht zu arbeiten. Als Einzelgängerin und zugleich höchst neugieriger Mensch gefiel es mir, dass ein Job es mir ermöglichte, auf Menschen zuzugehen und ihnen Fragen zu stellen, die sonst unhöflich gewesen wären: »Zu welcher Gelegenheit brauchen Sie die Tasche? Zur Hochzeit Ihres Sohnes? Herzlichen Glückwunsch! Und wie finden Sie die Braut? Sie mögen sie nicht? Ach was, lassen Sie mal hören!!!«

Meine schönsten Erinnerungen an die Highschoolzeit betreffen nicht das Abhängen mit Freundinnen am Wochenende, sondern irgendwelche Jobs, die ich gemacht habe. Von daher war ich felsenfest überzeugt, dass dies auch für meine eigenen Kinder der Schlüssel zum Glück sein musste. Irgendwann einmal. In der Zukunft. Oder möglicherweise schon jetzt, zumindest für Henry? Ich habe ihn vielleicht ein wenig zu oft darauf hingewiesen, wie sehr ihm an materiellem Besitz gelegen ist. Ich hatte die Weihnachtswunschzettel aufgehoben, die die beiden mit zehn geschrieben haben, und zeigte sie Henry zum Vergleich:

Henry: Club-Penguin-Sammelkarten, fiel Zeug, Playmobiel, Froot Loops, Geschenke, Pez-Bonbons, 100 Dollar, Pokemon-Karten, Mario und Sonic bei den Olimpischen Winterspielen auf Nintendo, ein iPhone, Nintendo-Spiele, ein Schottland-Trikot, I pod touch.

Gus: Ich will, dass Daddy heimkommt.

»Das heißt, dass du ein Mensch bist, der viel Geld braucht.«

»Mom, ist dir schon aufgefallen, dass ich vierzehn bin? Wer stellt einen Vierzehnjährigen denn für irgendwas ein?«, erwiderte er.

Als er mit diesem durchaus vernünftigen Argument kam, kramte ich meine Matthew-Freud-Geschichte hervor. Matthew Freud – Urenkel von Sigmund, Exmann von Rupert Murdochs Tochter Elisabeth, berüchtigtes Enfant terrible – leitet eine der größten PR-Agenturen in Großbritannien. Ich habe ihn vor Jahren einmal interviewt, und dabei erzählte er mir, dass er seinen ersten Job mit neun hatte: Er verkaufte bei einer örtlichen Schulveranstaltung anderen Kindern Mäuse. Als aufgebrachte Eltern dann mit den sogenannten Haustieren ihrer Kleinen vor ihm standen, bot er an, die Mäuse zurückzunehmen – allerdings gegen Bezahlung. Das nenne ich Unternehmergeist.

»Du willst, dass ich Mäuse verkaufe? Jetzt bin ich ein bisschen verwirrt«, sagte Henry.

»Es geht nicht um die Mäuse, sondern um den Mumm. Matthew Freud war erst neun, du bist vierzehn. Wir können uns auch was für dich einfallen lassen.«

Henry hat bereits alle Fähigkeiten, die man zum Arbeiten braucht. Und er verdient auch schon Geld, dummerweise indem er Poker spielt und seine Freunde mit Wetten übers Ohr haut. Einmal kam er mit 150 Dollar und einem Grinsen im Gesicht nach Hause. Es ging um eine Football-Wette. Er erklärte mir sämtliche Feinheiten, die ich zwar nicht im Detail verstand, aber eines begriff ich: Selbst wenn Henry verlor, schuldete ihm sein Freund Joey 50 Dollar. »Also pass auf, ich verkaufe ihm meine Position bei der Spielerauswahl, und das für 50 Dollar, das ist ein Wahnsinnsschnäppchen«, erklärte er mir.

Mein kleiner Trickbetrüger spielt in zwei Fantasy-Football-Ligen. Die eine besteht aus einem Haufen Jungs aus seiner Highschool. Die andere ist eine Gruppe von Anwälten bei Goldman Sachs, zu der ihn ein Freund der Familie eingeladen hat. Ich will lieber gar nicht mehr darüber wissen. Ich gehe jetzt einfach davon aus, wenn ihm niemand die Kniescheiben zerschießt, bis er achtzehn ist, dann wird er auch einen Job finden und über die Runden kommen.

Aber Gus ist ja auch noch da. Gus, dessen Interessen und Fähigkeiten beschränkt sind. Gus, der immer noch nicht genau weiß, was real und was Fake ist, der glaubt, dass jeder sein Freund ist, der keine Ahnung hat von Zynismus, von Konkurrenz, von Neid oder Ehrgeiz. Oder dem Wert von Geld.

———

»Tschüss, ich geh zur Arbeit«, sagt Gus nach dem Abendessen, so wie die letzten drei Jahre. Und er arbeitet tatsächlich, solange ihn der Türsteher, der an diesem Abend Dienst hat, lässt. Ich weiß nicht, wann er auf die Idee gekommen ist, Türsteher sein zu wollen, jedenfalls hält er seither daran fest.

Anfangs müssen die Leute ein bisschen erschrocken sein angesichts dieses Winzlings, der in der Portiersuniform am Tresen stand. Inzwischen kennt ihn jeder, und Gus nimmt seine Arbeit sehr ernst. Er kennt die Namen aller Hausbewohner und ihrer Hunde und die Nummern ihrer Apartments. Er kennt alle Essenslieferanten. Sobald jemand das Gebäude betritt, sieht Gus im Computer nach, ob derjenige ein Paket bekommen hat, sagt ihm Bescheid und holt es aus dem Postraum. Trotz wiederholter Versuche habe ich ihm bisher nicht verständlich machen können, dass es unhöflich ist, Leute zu fragen, wo sie hingehen oder was sie heute Abend vorhaben oder wer der oder die Neue ist, die sie mitgebracht haben. Letzteres ist besonders unangenehm für einen Nachbarn, der bekanntermaßen eine ganze Schar bezahlter Begleiterinnen hat. Gus spricht sämtliche Zusteller an, auch den, der unser halbes Haus regelmäßig mit Gras versorgt. Ich glaube, er hat Gus erzählt, dass er für einen Pizzadienst arbeitet.

»Mach dir keine Sorgen, wir bringen ihn schon noch in der Gewerkschaft unter«, sagt Jen, meine allerliebste und liebenswürdigste Nachbarin. Ich halte das für unwahrscheinlich. Wenn Gus jemanden mit einer Waffe in unser Gebäude kommen sähe, würde er ihn vermutlich fragen, was das für eine Waffe ist und wo genau er sie gekauft hat. Gus kann nämlich sämtliche Aufgaben eines Türstehers übernehmen, bis auf die nicht unerhebliche, Leute am Betreten des Hauses zu hindern. Ohne Zweifel würde er selbst Killer wie Charles Manson mit einem Lächeln und einem Winken willkommen heißen.

Job. J, O, B. In diesem Wort steckt für mich Musik und Schönheit. Und es geht mir dabei nicht nur ums Geldverdienen. Es geht mir darum, zu wissen, dass mein Kind seinen Platz in dieser Welt finden wird. Bevor ich Gus bekam, habe ich Studs Terkels wunderbares, 1974 erschienenes Buch *Working* gelesen. Er interviewte dafür Dutzende von Berufstätigen aus den verschiedensten Branchen. Ein Gedanke, der besonders in mir nachhallte, kam von einer Redakteurin: »Die meisten Menschen suchen nach einer Berufung, nicht nach einem Job. Die meisten haben Jobs, die viel zu klein für ihren Geist sind. Jobs sind nicht groß genug für Menschen.«

Klar, das kann ich nachvollziehen. Aber ich wette, Terkel

hat nie mit Autisten gesprochen. Denn dann hätte er vielleicht erfahren, dass für den Geist mancher Menschen ein Job ist wie Helium für einen Ballon.

Über 500 000 Autisten werden innerhalb des nächsten Jahrzehnts erwachsen, und die meisten von ihnen werden keine Arbeit bekommen, besagt eine Studie des A.J. Drexel Autism Institute von 2015. Zwei Drittel aller autistischen Kinder haben keine Pläne, was einen Beruf oder eine weitere Ausbildung nach der Highschool betrifft. Ab dem zwanzigsten Lebensjahr haben nur rund 58 Prozent junger Autisten irgendeine Form der Beschäftigung, verglichen mit 74 Prozent der jungen Menschen mit geistigen Einschränkungen und 91 Prozent derer mit Sprachbehinderung oder psychischen Störungen.

Das sind jede Menge Leute, die nicht wissen, was sie tun und wo sie hingehen sollen. Und während für Menschen mit bestimmten medizinischen oder kognitiven Problemen eine Anstellung natürlich nicht in Frage kommt, gibt es viele, die man mit ein wenig Flexibilität und der richtigen Haltung sehr wohl beschäftigen könnte. Ich denke dabei nicht an Pro-forma-Beschäftigung aus Wohltätigkeit, sondern daran, die verrückten Talente, die oft mit Autismus einhergehen, anzuerkennen und verdammt nochmal auch zu nutzen.

Ich spreche auch nicht von dem winzigen Prozentsatz außergewöhnlicher, genialer autistischer Fachidioten, die im Silicon Valley so zahlreich vertreten sind. Der Typus Temple Grandin oder John Elder Robison kann selbst für sich sorgen. (Doch auch in solchen Fällen ist allzu große Unbekümmertheit fehl am Platz, denn ein hoher IQ und spezielle Fähigkeiten reichen oft nicht aus. Eine Frau vom Asperger Institute, wie es damals hieß, an der New York University sagte mir, dass ein erheblicher Anteil selbst ihrer intelligentesten Patienten aufgrund ihrer schlechten Sozialkompetenz ihre Anstellung nicht dauerhaft behielten. Einen Abschluss in Medizin zu machen, sei die eine Sache, als Arzt zu arbeiten und mit Menschen umzugehen, eine andere.) Ich denke vor allem an profanere, aber ebenso dringend notwendige Tätigkeiten, bei denen die autistische Neigung zur Wiederholung und zur Kategorisierung zur Geltung kommen könnte. Wie viele Menschen auf dieser Welt gibt es, die mit Begeisterung Elektrogeräte auseinandernehmen und die Teile sortieren? Für Menschen im Spektrum könnte das dagegen geradezu ein Genuss sein. Das dachte sicher auch Bill Morris, als er die Blue Star Recyclers in Denver gründete, eine Firma, die einerseits dazu beiträgt, Elektronikmüll einzusparen, und zugleich Menschen beschäftigt, die erstklassig im Zerlegen und Sortieren sind.

Specialisterne USA nahm in Finnland seinen Anfang, als Thorkil Sonne einfach nicht hinnehmen wollte, dass sein autistischer Sohn, der Fahrpläne und Landkarten auswendig kannte, keinen Job bekam. Heute vermittelt seine Headhunting-Firma Software-Tester und Kräfte zur Datenerfassung, also Menschen mit der Fähigkeit, von außen betrachtet langweilige und monotone Tätigkeiten auszuführen, wofür viele Autisten Experten sind.

Jonah Zimiles, ein Anwalt mit MBA-Abschluss von der Columbia University, und seine Frau stellten fest, dass es wenige Betriebe gab, von denen sie sich vorstellen konnten, dass ihr autistischer Sohn dort einmal den Job finden würde, den er brauchte. Und so eröffneten sie kurzerhand in Maplewood, New Jersey, die Buchhandlung [words], die Menschen im Spektrum beschäftigt. Jonah Zimiles glaubt an die Idee von

Jobs nach Maß, also die Anpassung einer Arbeit an das Individuum. Natürlich gibt es immer wieder mal kleinere Probleme, aber es ist nicht schwierig, Autisten zu finden, die Spaß daran haben, Bücher einzuordnen oder zu bestellen oder Warenbestände in den Computer einzugeben, auch wenn sie nicht die besten Verkäufer der Welt sind.

Ein Projekt, das ich besonders spannend finde, vielleicht, weil es zu der Zeit anlaufen könnte, wenn Gus einmal einen Job sucht, wird gerade an der Rutgers Univerity in New Jersey entwickelt. Diese Hochschule hat über 50 000 Studenten, die über viele verschiedene Campusse verteilt sind. Außerdem befindet sie sich in dem Bundesstaat mit der höchsten Autismusrate der USA: Autismus betrifft hier eines von fünfundvierzig Kindern, einen von achtundzwanzig Jungen. (Warum genau, ist nach wie vor ein Rätsel. Es liegt nicht nur daran, dass Menschen mit autistischen Kindern aufgrund der guten medizinischen und schulischen Versorgung dorthin gezogen sind, wie Quellen aus New Jersey nahelegen. Laut der staatlichen Centers of Disease Control and Prevention sind 83 Prozent der in New Jersey lebenden Autisten auch dort geboren.) Die Rutgers University baut nun das Rutgers Center for Adult Autism Sevices auf. Es soll ermöglichen, dass rund hundert Erwachsene mit Autismus in unterschiedlichen Jobs auf dem Campus arbeiten und zum Teil dauerhaft in Wohnheimen zusammen mit Studenten der höheren Semester wohnen, die sich um das kümmern, was die Bewohner nicht selbständig erledigen können. Im Fall von Gus müssten sie ihm vermutlich helfen, Rechnungen zu bezahlen und sein Fleisch zu schneiden – aber wer weiß, was er kann, wenn er fünfundzwanzig ist?

»Die Rutgers University hat ihren eigenen Bus-Shuttle-Service zwischen den Campussen. Wenn die Bewohner lernen, die Busse zu benutzen, kommen sie problemlos überall hin«, sagt Dina Karmazin Elkins, die zusammen mit ihrem Vater Mel Karmazin, dem ehemaligen CEO des Senders CBS, und einer weiteren Familie den Grundstein für das Projekt in Höhe von 1,5 Millionen Dollar gelegt hat und gegenwärtig weitere Spenden akquiriert.

Colleges sind große Einrichtungen mit unterschiedlichen Beschäftigungsmöglichkeiten für unterschiedliche Menschen. Nur ein Beispiel: Die Rutgers University hat ihr eigenes Mitternachtskino. »Ein Teil der Menschen im Spektrum haben von Normalmenschen abweichende Schlafrhythmen und laufen vielleicht gerade nachts zu Hochform auf, die wären zum Beispiel dazu geeignet, dort zu arbeiten«, erläutert Dina Karmazin Elkins mir. Ihr Engagement für dieses Projekt hat sehr persönliche Gründe: Ihr vierzehnjähriger autistischer Sohn hat gerade drei Teilzeitjobs.

Dina Karmazin Elkins schweben USA-weit solche Work-Life-Projekte auf Campussen vor, da Colleges nicht von Schließung bedroht sind. Sie weiß, dass immer zuerst die entlassen werden, die zuletzt eingestellt wurden. Projekte an Universitäten, wie das ihre, bieten »Jobs, die nicht gestrichen werden, sobald die Märkte auf Talfahrt gehen«, so ihre Überlegung.

Gus verlor seinen Job als Türsteher nach drei Jahren.

Ich war geschockt. Selbst Leute, die ich kaum kannte, hatten mich im Aufzug angesprochen und mir versichert, wie sehr es sie nach einem langen Tag aufmunterte, wenn Gus sie so freudig begrüßte. Becky, der es nach ihrer Scheidung nicht besonders gutging, erzählte mir, dass Gus regelmäßig auf sie wartete, bis sie mit ihrem Pitbull Francesca nachts ein letztes Mal Gassi gegangen war, und sie danach galant zu ihrer Wohnungstür begleitete. Und dass ihr an den wenigen Tagen, an denen er nicht da war, etwas fehlte.

Natürlich beschwerten sich die Leute, denen er auf die Nerven ging, nicht bei mir. Aber bei dem einen oder anderen war das sicher der Fall. Vielleicht störte es sie, dass ein neugieriger kleiner Schnüffler sie fragte, wo sie hingingen, vielleicht missfiel ihnen auch die leise nuschelnde Stimme in der Sprechanlage, die einen Essenslieferanten ankündigte. Vielleicht fiel ihnen in solchen Momenten auf, dass sie eigentlich für geschultes Personal bezahlten und nicht für einen Dilettanten. Offenbar hatten auch andere Kinder in unserem Haus nachgefragt, warum sie nicht an der Pforte arbeiten dürften. Aus welchem Grund auch immer: Gus war seinen Job los.

Ich war wie selbstverständlich davon ausgegangen, dass die Leute bei meinem Sohn Nachsicht walten lassen würden, dass sie es einfach mussten, weil er so ein lieber Junge war. Als sie das nicht mehr taten und ich ihm sagen musste, dass er gefeuert war, behauptete ich, dass die Türsteher-Gewerkschaft ein Mindestalter von achtzehn Jahren vorschrieb. Er zog eine Schnute, nahm es aber hin. Dann ging ich ins Schlafzimmer, schloss ab und fing an zu schluchzen. Ich schämte mich. Ich schämte mich, weil ich gedacht hatte, dass mein autistischer Sohn tatsächlich etwas Nützliches tat, dabei hatte man ihn als Nervensäge empfunden und nur geduldet. Ich schämte mich, dass ich es gewagt hatte zu glauben, dass es sich um eine Art Praktikum handelte und er irgendwann so einen Job bekommen würde, dass er einfach ein Durchschnittsmensch mit Arbeitsplatz sein würde, ein Typ, den alle Leute grüßen. Dieser Pseudo-Job hatte mich in falschen Hoffnungen gewiegt.

Doch dann wurde Gus ein bisschen älter, war weniger aufdringlich und bestand nicht mehr darauf, mit der Haussprechanlage Besucher anzukündigen. Er stand nur noch da, begrüßte die Bewohner und suchte ihre Pakete und Kleidungsstücke, die aus der Reinigung gekommen waren, heraus. So war er wirklich eine Hilfe – jedenfalls behauptete das der neue Türsteher. Und ich vermute, ich muss es einfach glauben. Jetzt ist er wieder fast jeden Abend bei seinen Lieblingsportiers Jimmy oder Jerry. Und beschließt seinen Tag damit, Becky und ihren Pitbull Francesca zu deren Wohnung zu begleiten.

Im Grunde weiß ich gar nicht, was Gus irgendwann einmal tun können wird. Ich weiß allerdings, dass er eine Art erlernte Hilflosigkeit praktiziert. Ich wusste zum Beispiel nicht, dass er sich auch selbst ein Glas Milch einschenken kann, bis ich kürzlich einen Schwindelanfall bekam und keinen Schritt tun konnte, ohne dass mir furchtbar übel wurde. Niemand sonst war da, und Gus wollte unbedingt Milch. An dem Tag musste ich daran denken, dass John Elder Robison in seinem Buch *Switched On* geschrieben hat, dass die niedrigen Erwartungen, die wir an Autisten haben, sich auf alle Lebensbereiche erstrecken. Plötzlich fiel mir ein, dass John Gus auf den Rücken genommen und überall hingetragen hat, bis er sieben oder acht war; danach trug ihn auch Henry noch eine Weile herum. Warum eigentlich? Einfach, weil es Gus gefallen hat.

»Dass Autismus inzwischen leichter diagnostiziert wird, hat auch einen unbeabsichtigten Nebeneffekt«, schreibt Robison. »Vielleicht verhalten sich autistische Kinder heute mehr wie kluge, listige Haustiere, die ihre Eltern dazu abgerichtet haben, sie ein Leben lang kostenlos zu verpflegen, zu beherbergen und zu unterhalten.« Mir gefällt die Vorstellung, auch wenn mir bewusst ist, dass sie vermutlich nicht zutrifft.

Was mich fast ebenso bedrückt wie der Gedanke, dass Gus keinen Job finden könnte, ist die Befürchtung, dass er aus Wohltätigkeit einen Pseudo-Job bekommt. Nächstenliebe ist ja schön und gut. Aber das Mitleid, das hinter der Wohltätigkeit steckt, macht mich krank – selbst wenn Gus den Unterschied sehr wahrscheinlich gar nicht mitbekäme.

Es gibt auch ein paar echte kleine Aufgaben, die Gus gerne übernimmt, aber dabei lässt er sich leicht übers Ohr hauen. Eine gut verdienende Nachbarin bot ihm beispielsweise an, ihre Katzen für zehn Dollar pro Tag zu hüten, was bedeutete, sie zweimal täglich zu füttern und mit ihnen zu spielen. Da Gus die Futterdosen nicht selbst öffnen konnte, war es eher ein Mama-und-Gus-Projekt. Und doch hätte man niemanden finden können, der mit größerem Eifer als Gus sichergestellt hätte, dass die Katzen versorgt werden. Mir hätte es durchaus passieren können, einen nachmittäglichen Spieltermin zu vergessen – Gus nie. Aber irgendwann stellte ich fest, dass Rebekka, wenn sie früher als geplant nach Hause kam, also am Nachmittag statt spätabends oder am nächsten Tag, Gus nur fünf Dollar zahlte, weil der Lohn ja für zweimal täglich vereinbart war. Gus war das völlig egal, doch als es zum dritten Mal vorkam, war ich so wütend, dass ich ihm das Katzen-Sitting verbot und seither nie wieder ein Wort mit Rebekka gewechselt habe. Ich will, dass er begreift, was Geld ist und dass er in diesem Fall über den Tisch gezogen wurde. Andererseits wagte ich auch nicht, sie darauf anzusprechen. Es war mir peinlich, weil es für sie so aussehen musste, als ob ich wegen ein paar Dollar einen Aufstand machte. Aber wie konnte ich erwarten, dass er für sich eintrat, wenn ich es auch nicht über mich brachte?

Am Katzen-Sitting hatte mir gefallen, dass es ein richtiger Job war und dass er Gus Spaß machte. Es gefiel mir aber auch, Henry vom Verhalten der Nachbarin zu erzählen, obwohl ich ihn hinterher davon abhalten musste, sie darauf anzusprechen – etwas, was er für sich nicht tun würde, aber für seinen Bruder. Ich freute mich einfach über seine aufrichtige Empörung. Sie erinnerte mich an einen Besuch bei McDonald's, als Henry und Gus sechs waren. Henry fiel auf, dass Gus nur neun Chicken McNuggets in seiner Zehnerpackung hatte. Obwohl ich mit Engelszungen auf ihn einredete, konnte ich ihn nicht davon abbringen, zu dem Mädchen am Schalter zurückzumarschieren, um sich zu beschweren. Ich war allerdings nicht ganz sicher, ob Henry seinen Bruder beschützen wollte oder sich dachte: So nicht! Der Einzige, der ihn reinlegen darf, bin ich.

Letztes Jahr sorgte das YouTube-Video »Dancing Barista« für Furore. Sam, ein Junge mit Autismus, arbeitet bei Starbucks am Tresen; das Video hat sein Chef aufgenommen. Barista war der Traumjob des Jungen, doch man hatte ihm immer gesagt, dass er unvermittelbar sei, weil er sich sehr ungelenk bewegt und nicht stillsitzen kann. Er müsse immer in Bewegung bleiben, so erklärte er, als er zusammen mit seinem Chef in der Talkshow von Ellen DeGeneres saß. »Wenn ich tanze, kann ich mich konzentrieren«, sagte Sam.

Also tanzt er. Das Video bringt mich jedes Mal zum Weinen, was es nicht sollte, weil es überhaupt nicht traurig ist. Der liebenswerte Starbucks-Filialleiter erkannte, dass er jemandem ermöglichen konnte, seinen Traum zu verwirklichen. Er sah über Sams ruckhafte Bewegungen und seine Sprachprobleme hinweg und erkannte in ihm den tollpatschigen Teenager, der vor Begeisterung glüht und ein großes Talent hat, den perfekten Milchschaum zu produzieren. Man muss ihn nur tanzen lassen.

12
Freunde

Mein Traum ging so: Ich hatte einen Hund – vielleicht auch eine Katze, einen Hamster oder eine Schlange. Das Tier wohnte bei mir, aber ich vergaß es. Ich vergaß das Futter, ich vergaß das Wasser. Erst als es schon fast verendet war, kam es mir endlich wieder in den Sinn. Doch da war es schon zu spät: Obwohl ich noch versuchte, es zu füttern, und es um Verzeihung bat, starb es vor meinen Augen. Jahrelang hatte ich etwa einmal im Monat immer wieder diesen Traum.

Dann bekam ich Kinder. Nun gut, vielleicht war ich ja doch in der Lage, für ein Lebewesen zu sorgen.

Dieser Traum kam nicht wieder, dafür ein anderer: Ich bin tot, und Gus lebt allein. Er hat keinen Besucher. Irgendwie – es ist ja ein Traum, auf die Logistik kommt es nicht an – bekommt er Essen nach Hause geliefert. Aber er weiß nicht, wie man die Verpackungen öffnet. Er starrt sie an, wie ein Hund eine Konservendose anstarrt.

Unzählige Male bin ich zitternd aus diesem Traum hochgeschreckt: Wird er je lernen, wie man einen Dosenöffner benutzt? Oder viel wesentlicher: Wenn nicht, wird er jemanden haben, der die Dose für ihn aufmacht?

Das waren Träume. Jetzt zum richtigen Leben.

»Hallo.«
»Hallo.«
»Was machst du?«
»Ich mache mich für die Schule fertig. Was machst du?«
»Ich telefoniere mit dir.«
»Cool.«

Ich gebe zu, dass solche Dialoge keinen Literaturpreis verdienen, aber es sind immerhin Dialoge. Seit sechs Monaten schreiben sich Gus und Mandy jeden Morgen SMS.
»Wer ist Mandy?«, frage ich einmal.
»Sie ist eine Freundin«, antwortet Gus.
»Woher kennst du sie?«
»Ich weiß nicht genau.«
Wie bitte? Dann fällt mir ein, mit wem ich da rede. »Hast du Mandy schon mal persönlich getroffen?«, frage ich.
»Nein«, antwortet Gus und schiebt schnell nach: »Aber sie ist meine Freundin.«
Die Freundschaften von Gus erinnern mich an die Zeugnisse in Förderschulen. Damit sie ja nicht abwertend klingen, wurde dafür eine ganz eigene Sprache entwickelt. Wenn einem Kind zum Beispiel eine bestimmte Fähigkeit völlig abgeht, heißt es, sie sei »am Entstehen«. In unserer Familie wurde das zum Ausdruck für »Du hast keinen blassen Schimmer, was du tust«. Wenn Henry mir zum Beispiel zusieht, wie ich hektisch an meinem Handy herumfummele, weil ich für eine Verabredung spät dran bin, fragt er: »Du weißt wohl immer noch nicht, wie man ein Uber-Taxi bestellt?« Und ich: »Diese Fähigkeit ist am Entstehen.«

Ich würde es also so formulieren: Gus' Konzept von Freundschaft ist am Entstehen.

Mandy, so stellte sich heraus, ist ein Mädchen, die ebenfalls die Learning Spring School besuchte. Sie ist deutlich älter als er, weswegen ich keine Ahnung habe, wann sie sich getroffen oder Telefonnummern ausgetauscht haben. Aber sie ist sehr nett und macht gerade eine Ausbildung. Ich weiß das, weil ich mir eines Tages Gus' Telefon geschnappt und ihr gesimst habe. Sie fragte mich dann nach meiner Nummer und E-Mail-Adresse, was ich ignorierte, weil ich genau weiß, was dabei herauskommt. Vielleicht liegt es daran, dass viele Kinder, die Gus kennt, diesen ganzen Kommunikationskram sehr spät entdeckt haben und Telefonieren für sie noch Neuigkeitswert hat. Wenn ich Mandy meine Nummer gäbe, würde das dazu führen, dass sie auch mir jeden Morgen simst. Also mir, Gus und den anderen fünfzig Leuten, die sie wahrscheinlich auf ihrer Liste hat.

Ich stecke bereits mit einem anderen Kind aus Gus' Schule in diesem Dilemma. So ermüdend Gus' Bedürfnis nach Wiederholung ist, so leicht kann er aber auch andere Menschen ermüdend finden, selbst solche, die er mag – und dann neigt er dazu, einfach mir das Telefon in die Hand zu drücken. Und so freundete ich mich ungewollt mit Aidan an, einem reizenden Jungen, der Telefonieren, Mailen und Chatten noch mehr liebt als Gus. Er würde gerne Talkshowmaster werden und übt mit mir seine Fragetechnik. Nachdem er mich mit zahlreichen Fragen bestürmt (meine Antworten ignoriert) und mir von seiner neuen Schule erzählt hat, sagt er manchmal: »Nach nur einem Spot sind wir wieder da.« Ich habe gelernt, die Werbepause abzuwarten, die er in seine Gespräche einbaut, und dann machen wir weiter. Einmal wollte er zu uns nach Hause kommen, nicht um Gus zu besuchen, sondern um ein Interview mit mir auf Video aufzunehmen. Davor gab er mir genaue Anweisungen, was ich anziehen und wie ich mich frisieren sollte. Der Look war irgendwas zwischen seriöser Fernsehjournalistin und Nutte. Ich hoffe inständig, dass er die Aufnahme nicht mehr hat.

Viele Kinder, die in ihren ersten Jahren kaum gesprochen haben, entwickeln später eine richtige Leidenschaft für Kommunikation, insbesondere, wenn Technik daran beteiligt ist. Besonders lustig an ihren Gesprächen ist, dass sie im Gegensatz zu neurotypischen Kindern keinen Wert darauf legen, cool zu wirken. Ihre Freude ist immer überschäumend. Als Beispiel eine FaceTime-Unterhaltung zwischen Gus und seinem Freund Ben:

GUS: Wie war dein Tag?
BEN: Phantastisch. Wie war deiner?
GUS: Super! Ich hatte einen leckeren Apfel zum Mittagessen.
BEN: Ich liebe Äpfel! Meiner war auch umwerfend.

Und so ging das noch eine Stunde weiter.

Dass Autisten den Austausch über Geräte einem Gespräch von Angesicht zu Angesicht vorziehen, liegt zum Teil daran, dass sie Menschen beim Reden ungern ansehen. Kürzlich erzählte mir ein ziemlich intelligenter junger Mann mit ASS, dass dies mit seinem Sichtfeld zusammenhängt. Er sieht nur einen Bruchteil der Person, die er ansieht, und seine Phantasie füllt den Rest dann mit schrecklichen Bildern auf. Er sieht also nicht eine Person oder mehrere Leute, sondern halb die Realität, halb etwas Eingebildetes. Daher fällt ihm jede andere Form der Kommunikation leichter als das persönliche Gespräch. Er war außergewöhnlich eloquent und wies mich darauf hin, dass es noch mehr solcher Informationen in seinem 1200-seitigem Buch gibt, das er im Selfpublishing herausgebracht hat.

Immer wenn Gus und seine Bande mich ein bisschen wahnsinnig machen, sage ich mir deshalb: Jetzt gibt es wenigstens Verbindungen, wo früher keine waren.

Henrys Freundschaften sind komplexer und vielseitiger und bestimmt von einem nerdigen Konkurrenzverhalten. Die kleine verschworene Gemeinschaft, der er angehört, zeigt ihre Verbundenheit durch ständige Frotzeleien und gegenseitiges Übertrumpfen. Der Junge, der am meisten über ein bestimmtes Thema weiß, hat gewonnen. Folgendes Gespräch habe ich vor ein paar Tagen mitgehört:

JULIAN: Hast du die *Vampire Diaries* gesehen. Echt geil.
HENRY: Das ist doch nur ein *Twilight*-Abklatsch.
JULIAN: Das ist überhaupt nicht wie *Twilight*.
HENRY: Kommen da braungebrannte Werwölfe mit Sixpack drin vor?
JULIAN: Äh, ja …
HENRY: Kommen da superbleiche Vampire vor, die in der Sonne glitzern?
JULIAN: Also, diese Vampire glitzern nicht …
HENRY: Streitet die Vampirfamilie dauernd?
JULIAN: Äh …
HENRY: Und kämpfen die Werwölfe und die Vampire dauernd um ein hübsches Mädchen, das null Persönlichkeit hat?
JULIAN: Oookay, schon gut!!!

Für Gus ist das Thema Freundschaft ganz einfach: Wer sich in seiner Umlaufbahn befindet, der ist auch sein Freund. Der Lieferant vom China-Restaurant, das Kind, das in der Schule am Tisch neben ihm sitzt, der Schaffner, der ihm das Mikrophon reicht, der Computer, mit dem er andere Freunde kontaktiert, der Hundehalter, der ihm unten in der Lobby über den Weg läuft, seine Betreuerin, die er so lange bequatscht, bis sie mit ihm zu irgendwelchen Busbahnhöfen latscht – alle. Er hat keinerlei Anforderungen an seine zahlreichen Freunde, und meiner Wahrnehmung nach gibt es unter ihnen auch keine Hierarchie. Nur weil er nicht persönlich mit dir sprechen will, bist du nicht weniger sein Freund. Im Grunde will er mit niemandem wirklich persönlich sprechen, seine Familie einmal ausgenommen. Dennoch gibt es eine besondere Sorte Freunde – die Leute, die ich dafür bezahle, dass sie sich um ihn kümmern.

(Fast jede Frau kämpft heute mit dem Problem, Arbeit und Kindern gleichermaßen gerecht zu werden, ich bin da keine Ausnahme. Der Unterschied besteht nur darin, dass ich mir den Luxus, mir über ein ausgewogenes Verhältnis Gedanken zu machen, nicht leisten kann. Ich trage nicht zum Familieneinkommen bei – ich *bin* das Familieneinkommen. John ist schon lange im Ruhestand, aber leider auch nicht der Typ Hausmann. Kurzum, es ist für alle sehr praktisch, dass ich meine Arbeit mag, da ich mir schlicht nicht aussuchen kann, ob ich arbeite oder nicht. An guten Tagen verdiene ich mehr, als die Betreuerin mich kostet, die ich engagiere, damit ich arbeiten kann. Während ich dies schreibe, begleitet Michelle gerade Gus zur Grand Central Station ... und daher hoffe ich, dass Sie dieses Buch gekauft und nicht von einer Freundin ausgeliehen haben.)

Gus' erstes Kindermädchen von seiner Geburt bis zu seinem zehnten Lebensjahr war Orma, eine behäbige, ernste und sehr gütige Frau aus Jamaica. Zu den vielen Dingen, die er von ihr gelernt hat, gehört, dass Halloween der Feiertag des Teufels ist und dass es immer kälter ist, als man denkt, und deswegen besser, auch im Juli einen Pullover mitzunehmen. Orma hat nie wirklich akzeptiert, dass sie nicht mehr für uns arbeitet, weswegen sie mit ihrem neuesten Schützling immer wieder vorbeischaut und den Kühlschrank nach Diätcola durchforstet, um nach dieser Erfrischung wieder abzuziehen. An einem sehr heißen Sommertag, der noch nicht lange zurückliegt, kam ich in die Wohnung und traf sie unter der Dusche an. Sie fühlt sich bei uns offensichtlich nach wie vor wie zu Hause.

Sie war auch ganz vernarrt in John und machte sich nicht die Mühe zu verbergen, dass sie ihn für den besseren Elternteil hielt, vielleicht weil sie von Männern generell nicht allzu viel erwartet. John bekam schon eine Auszeichnung dafür, dass er überhaupt auftauchte. Mir dagegen musste man erst jede Menge beibringen, und das versuchte sie zehn Jahre lang tagtäglich. Wir pflegten unsere Animositäten, die sich über diese zehn Jahre aufgebaut hatten, diese Kluft der Rasse und der Klasse, die sich für die Arbeitgeberin wie ein Vorwurf anfühlt und Schuldgefühle provoziert, was die Angestellte weiß und befriedigt zur Kenntnis nimmt. Aber Gus liebt Orma, hopst immer noch vor Freude, wenn sie hereinschneit, und ist kein bisschen beleidigt, wenn sie sich selbst zu seinen Geburtstagsfeiern einlädt. Unseren wechselseitigen stillen Groll schoben Orma und ich bei der letzten Präsidentschaftswahl beiseite, bei der uns unsere wenn auch sehr unterschiedlichen Sorgen näher zusammenbrachten. Ich kaufe also immer noch jede Menge Diätcola, und sie steht jederzeit für Orma bereit.

Kelly war ein Hipster. Sie war fünfundzwanzig, machte gerade ihr Lehrerinnen-Examen und musste das Gebrüll des damals zehnjährigen Henry ertragen, der der Ansicht war, dass Hausaufgaben nur was für Idioten sind (das findet er immer noch, aber immerhin brüllt er deswegen nicht mehr). Sie war lustig und intelligent und interessierte sich viel mehr für ihre Freunde und ihre Familie als für ihren Job, was mir nach Orma, die nur für ihre Arbeit lebte, wunderbar in den Kram passte. Kelly hatte zusätzlich den Vorteil, dass sie alles auf Video aufnahm, so dass ich einen Film davon habe, wie Gus mit elf zum ersten Mal selbst den Reißverschluss seiner Jacke zumacht. Sie kreischen beide förmlich vor Freude.

Als Nächstes kam Greta. Noch wenige Jahre zuvor hatte sie Karriere im Verlagswesen gemacht, doch dann starb ihr Mann, und die Trauer darüber hat sie nie überwunden. Als sie dann entlassen wurde, war ihr klar, dass sie dringend unter Leute musste. Und so landete eine äußerst gebildete Frau mit diversen Hochschulabschlüssen beim täglichen Trainspotting mit meinem Sohn.

Greta war Schweizerin und somit der einzige Mensch in Gus' Leben außer Gus und John, der die richtige Anordnung der Plüschtiere auf seinem Bett kannte und immer ein Auge darauf hatte, dass sie nicht durcheinanderkamen. Sie nannte Gus Bert und er sie Ernie, und ich glaube, sie vergötterte ihn regelrecht. Auch John mochte sie sehr, weil er sie an ihren verstorbenen (britischen) Ehemann erinnerte. John hat mehrere Jahre seines Berufslebens als Sänger in Deutschland verbracht, und so sprachen sie deutsch miteinander und schwelgten in Erinnerungen, ganz nach Johns Motto »In Deutschland war alles besser«. Ihr Ehemann war an der gleichen Herzkrankheit gestorben, an der John leidet, was sie für meinen Geschmack ein wenig zu oft erwähnte. Aber sie war ganz reizend. Obwohl sie immer wieder mal von der Bildfläche verschwand und manchmal ein bisschen weggetreten wirkte, war ich ihr sehr dankbar für die Zeit, die sie uns widmete.

Eines Tages teilte sie mir mit, dass sie mit ihrem Neffen eine Autoreise unternehmen werde, um die Asche ihres Mannes an einem seiner Lieblingsorte in Kalifornien zu verstreuen. Sie sei in drei Wochen wieder da. Aus den drei Wochen wurde ein Monat, aus dem Monat wurden zwei. Ich behauptete Gus gegenüber immer noch, dass sie zurückkäme, obwohl ich bereits eine andere ausgesprochen nette Frau namens Michelle engagiert hatte, die ihn bei seinen Abenteuern begleiten sollte. Dann schrieb Greta mir, dass sie eine schwere Niereninfektion habe und zur Behandlung in Los Angeles bleiben würde. Ich habe ein hinterhältiges Computerprogramm, mit dem ich sehen kann, wo eine E-Mail abgeschickt wurde. Greta war bereits zurück in New York. Da wusste ich, dass wir sie nicht wiedersehen würden.

Ein paar Tage später verrenkte ich mir den Rücken. Wie immer weigerte ich mich, zum Arzt gehen, wollte aber unbedingt die Schmerzen loswerden. Für genau solche Fälle habe ich Oxycodon und Percocet, die Schmerzmittel, die meine Eltern in ihren letzten Lebensmonaten genommen haben, aufbewahrt. Die Gläser standen penibel aufgereiht in meinem Schrank, und genau diese Ordentlichkeit hätte mich stutzig machen sollen. Ich öffnete eine nach der anderen. Es hätten noch jede Menge Tabletten drin sein müssen, doch jetzt waren sie leer. Sollte Henry nicht zufällig beschlossen haben, in seiner Schule zu dealen, konnte ich mir ziemlich gut vorstellen, wo sie hingewandert waren. Mir fiel Gretas »Weggetretenheit« wieder ein und auch ihr zeitweiliges Verschwinden, und mir ging auf, dass sie genau so viele Tage bei uns geblieben war, wie Tabletten in den Gläsern waren. Ich hoffe sehr, dass ihr Leben inzwischen nicht mehr so viel Schmerz für sie bereithält.

Immer wenn eine Betreuerin uns wieder verließ, ging ich davon aus, Gus würde traurig sein. Doch das war er nicht. Zuerst fürchtete ich, dass er kalt oder gleichgültig war oder die Persönlichkeit seiner jeweiligen Begleiterin gar nicht zur Kenntnis nahm, solange überhaupt jemand bei ihm war. Doch ich glaube nicht, dass es daran lag. Er denkt nur ganz anders über Freunde. Es war in Ordnung, wenn sie in seinem Computer oder in seinem Kopf saßen. Es war auch in Ordnung, wenn sie verschwanden und erst Jahre später wieder auftauchten. Er machte ihnen keine Vorwürfe, er war einfach hocherfreut, sie wiederzusehen.

Ich hätte gerne, dass er versteht, was wahre Freunde sind – jemand, mit dem man ins Kino (oder zu Busbahnhöfen) geht und bei dem man über seine nervigen Eltern lästert, jemand, der seine Meinung teilt, dass Blitze schrecklich und Sonnenuntergänge ganz wunderbar sind. Ich hätte auch gerne, dass er weiß, dass es in Freundschaften Aufs und Abs gibt, dass ein Freund jemand ist, mit dem man auch mal streitet, der aber wiederkommt, wenn man mit dem gegenseitigen Anschreien fertig ist. Ein Freund besteht nicht aus ein paar Zeilen Text. Es ist nicht die bloße Deklaration, dass jemand ein Freund ist, die ihn zu einem macht.

Der Fairness halber muss man allerdings einräumen, dass sich im Zeitalter der sozialen Medien unser aller Konzept von Freundschaft ändert. Ich habe 1806 »Freunde« auf Facebook, und morgen sind es wahrscheinlich 1809. Und das ist eine bescheidene Zahl im Vergleich zu manchen meiner Freunde. Oder sind die auch »Freunde« mit Anführungszeichen? Ich weiß es nicht mehr genau. Wenn ich jetzt auf eine Party gehe, sprechen mich manchmal Wildfremde an: »Ach, ich glaube wir sind auf Facebook befreundet.« – was in der Tat eine Art von Verbindung ist. Es dient als unmittelbarer Bezugspunkt, und wenn kein anderer Gesprächsstoff funktioniert, dann stellen wir fest, dass wir beide an einer bestimmten Facebook-Diskussion beteiligt sind, und dass X echt smart und Y ein Idiot ist, und schon flutscht es. Wenn solche Cyber-Kontakte so vielen Menschen etwas bedeuten, wie kann ich mir dann anmaßen, Gus vorzuschreiben, was Freundschaft ist und was nicht? Aber wenn ich schon nicht genau sagen kann, was Freundschaft ist, sollte ich wenigstens versuchen, ihm zu vermitteln, was sie nicht ist.

Eines Nachmittags meldet sich Gus' Schule telefonisch mit einer Botschaft, die Eltern nicht gerne hören: »Wir machen uns Sorgen.«

Mr. T., der Betreuungslehrer, hat entdeckt, dass jemand Gus »unangemessene« SMS schreibt (»unangemessen« ist auch so ein Wort, das einem Mutterherz Angst einjagt), und offensichtlich wollte Gus diese Person treffen. Hier eine gekürzte Fassung ihrer Unterhaltung:

Okay ... ich bin unterwegs ... bin auf dem El Roblar, auf der
    Höhe von »Farmer & the Cook« ... Ich heiße übrigens
    Samantha ...
GUS: Oh, das ist schön.
SAMANTHA: Okay, Chi Baby ist gelandet. Soll ich meinen
    Kram erst mal raufbringen oder ihn später holen?
GUS: Nein.

SAMANTHA: Nein ... einfach parken und reinkommen?
GUS: Ja.
SAMANTHA: Okay. Die checken mich grade ein. Welcome to the Hotel California ...
GUS: Ah, verstehe ... cool.
SAMANTHA: Ist es okay, wenn ich meinen Kram in meine »Behausung« bringe? Die fragen, ob du hier bist ...
GUS: Ich bin nicht hier. Klar ist es okay.
[Ich, beim Lesen: Wie bitte???]
SAMANTHA: Das Personal will deine voraussichtliche Ankunftszeit wissen.
GUS: Ich weiß nicht, was das ist.
SAMANTHA: Ich gebe das nur weiter.
GUS: Ich bin in New York.
SAMANTHA: Ha, großartig ... dann bin ich dieses Wochenende wohl die Lehrerin?
GUS: Nein.
SAMANTHA: Gefällt dir das ...
GUS: Ja.
SAMANTHA: Geht mir am Arsch vorbei.
GUS: Ich hasse dich.
SAMANTHA: Total am Arsch.
GUS: Du bist ein Schurke.
SAMANTHA: Das sagt der Richtige.
GUS: Ich weiß, dass du ein Schurke bist.
SAMANTHA: Bist du sicher?
GUS: Ich bin sicher, dass du ein Schurke bist.
SAMANTHA: Wow, bin überrascht, dass du mich engagiert hast ... aber du bist ja offensichtlich ein sehr selbstsicherer Mann ... denke ich.
GUS: Ich bin ein selbstsicherer Mann.

SAMANTHA: Jo ... und sehr intuitiv, weil du mich total provozierst ... Kompliment.
GUS: Danke.
SAMANTHA: Applaus, Applaus.
GUS: Juhu!
SAMANTHA: Fuck ... du erinnerst mich an jemanden. Kompliment.
GUS: Tue ich nicht.
SAMANTHA: Doch.
GUS: Hör auf, mir zu simsen. Du bist ein Schurke und sagst das F-Wort.
SAMANTHA: Das Wort heißt Fuck. Mein Fehler.
GUS: Tut mir leid, dass ich ein Schimpfwort benutzt habe.
SAMANTHA: Tut dir gar nicht leid. Überhaupt ist Fuck ein super Wort. Außerdem habe ich ein Schimpfwort benutzt. Was solls!
GUS: Ich mag es einfach nicht, wenn du Schimpfwörter sagst.

Scheinbar plant Gus, der alte Aufreißer, ein Treffen mit einer Frau namens Samantha in Kalifornien. Nur, dass das natürlich Quatsch ist. Ich rufe Samantha an und frage im Kern so was wie »Verdammt nochmal, was treiben Sie da eigentlich?«. Samantha ist zuerst furchtbar erschrocken, und dann wollen wir es beide genau wissen. Es stellt sich heraus, dass Samantha eine Art spirituelle Heilerin ist und in Ojai, Kalifornien, eine Tagung von Heilern stattfindet. Die Handynummer des Leiters dieser Tagung unterscheidet sich von Gus' Nummer nur in einer Ziffer – und so kam die ganze Verwechslung zustande. Samantha fühlte sich geschmeichelt, dass dieser prominente Guru offenbar mit ihr zu flirten anfing, und aus dem

Flirt wurde ein Machtspielchen, und plötzlich bekommt das ganze Gespräch eine völlig neue Bedeutung.

Gus war augenscheinlich nicht klar, dass seine erste Reaktion auf ihre SMS die Frage »Wer sind Sie?« hätte sein müssen. Doch wenn die Vorstellung davon, was ein »Freund« bedeutet, vielleicht gerade erst »am Entstehen« ist, warum sollte man dann nicht einfach auf jede SMS antworten? Zumindest war ich sehr zufrieden, dass Gus nach Samanthas erstem »Fuck« sofort zu dem Schluss kam, dass sie ein Schurke sein müsse – Schimpfwörter hat er noch nie gemocht. Aber es hätte auch sonst wer sein können, und Gus hätte ihr verraten, wo er wohnt und was er gerade tut und ob er allein zu Hause ist. Und wenn sie recht freundlich nach seiner Kreditkartennummer gefragt hätte und er hätte eine Kreditkarte, dann hätte er ihr auch die gegeben. Wenn sie ihm gesagt hätte, dass sie ihn liebt, dann hätte er erwidert, er sie auch. Denn solange sie kein Schurke war, war sie eine Freundin.

Wird er immer so unbedarft bleiben?

Und wird er in seinem Leben jemanden finden, der ihm die Dosen aufmacht?

Immer, wenn meine Sorgen überhandnehmen, denke ich an Barry.

Barry wohnt bei uns im Haus, ein kleiner Mann mit angegrauten Haaren und einer rechteckigen Brille, die zu groß für sein Gesicht ist. Jeden Tag geht er, Blick gesenkt, Aktentasche unter den Arm geklemmt, irgendwohin. In den fünfundzwanzig Jahren, die ich hier wohne, habe ich ihn nie mit jemandem sprechen sehen. Wenn man zusammen mit ihm Lift fährt, drückt er sich an die Wand, um größtmöglichen Abstand zu halten. Er lebt mit seiner Schwester zusammen, einer sehr kleinen Frau, die ihm ziemlich ähnlich sieht, auch nicht spricht und ein Problem mit dem Gleichgewicht hat.

Als Gus sechs oder sieben war, fiel mir auf, dass Barry ihm zuwinkte. Ein kaum wahrnehmbares Winken, mehr eine Art Zucken der Fingerspitzen. Dann wurde mir klar, woran das lag: Alle bemühten sich, Barrys Zurückhaltung zu respektieren – alle außer meinem Sohn. Gus schrie immer lauthals »Hi, Barry!!!«, wenn der kleine Mann an ihm vorbeihuschte. Ein paar Jahre lang schaute Barry dann ganz kurz in Gus' Richtung. Und irgendwann kam dieses klitzekleine Winken hinzu.

Barry und seine Schwester erschienen regelmäßig jedes Jahr auf der Weihnachtsfeier unseres Wohnhauses. Sie stützte sich gegen die Ziegelwand der Lobby, keiner von beiden wechselte mit irgendwem ein Wort, und doch schien es ihnen inmitten des Trubels zu gefallen. Dieses Jahr nahm ich all meinen Mut zusammen, ging auf sie zu und sprach sie an. Um ehrlich zu sein, ich war mir nicht sicher, ob sie überhaupt sprechen konnten.

Barry jedenfalls konnte es: Er sprach sehr leise, aber tadellos und vernünftig, mit einem ausgeprägten Akzent aus der Bronx. Wo er genau arbeitete, begriff ich nicht, aber es hatte etwas mit Zahlen zu tun. Und die Dame, die ich (und alle anderen Bewohner) für seine Schwester gehalten hatten, war in Wahrheit seine Frau – was mich riesig freute.

Die ersten Worte, die Barry nach fünfundzwanzig Jahren zu mir sagte, lauteten: »Wie geht es meinem Freund Gus?«

13
Die Bienen und die Blumen

Henry steht um zwei Uhr morgens bei mir im Zimmer. »Ich habe eine Phimose«, klagt er.

»Hast du nicht«, brumme ich.

»Du weißt doch gar nicht, was eine Phimose ist«, sagt er.

»Nein, aber was immer es auch ist, du hast es nicht. Du hast auch keine nekrotisierende Fasciitis, keine lymphatische Filariose und kein Alien-Hand-Syndrom.«

»O Gott, was ist denn ein Alien-Hand-Syndrom?«

»Völlig egal, worauf ich hinauswill, ist, dass du es nicht hast.«

Henry zieht sich Krankheiten immer spätabends beim Googeln zu. Und dann muss er die Symptome mit mir besprechen. Eine Phimose, stellt sich heraus, ist eine Verengung der Penisvorhaut, durch die das Herauf- und Herunterziehen über die Eichel erschwert wird. Ich kann mir beim besten Willen nicht vorstellen, wie ein Vierzehnjähriger das herausfindet. Bei einem Erwachsenen jedenfalls kann eine Phimose zu Schmerzen beim Geschlechtsverkehr führen. Sie wird vor dem fünfzehnten Lebensjahr gar nicht diagnostiziert, da viele Jungen eine enge Vorhaut haben, die sich mit dem Erwachsenwerden weitet. Doch heute Nacht ist Henry überzeugt davon, dass er niemals im Leben Sex haben kann. Und abgesehen davon, haben Mädchen etwas gegen Vorhäute einzuwenden? Er muss das jetzt unbedingt wissen.

Wie erklärt eine Mutter ihrem Sohn mit dem nötigen Taktgefühl, dass unter normalen Bedingungen die männliche Vorhaut für Frauen kein Problem darstellt? Ich sage nichts dergleichen, ich will einfach nur das Gespräch beenden. »Henry, solltest du wirklich unter einer Phimose leiden, dann wirst du beschnitten, und das Problem ist gelöst«, erklärte ich ihm also. Er beendet unsere Unterredung und trollt sich, aber ich fürchte, schlafen kann er dennoch nicht.

Henry stellt jeden Tag neue Fragen zu seinem Körper. Was in Ordnung ist, was nicht in Ordnung ist und was Mädchen davon halten könnten. Ich sage ihm, er soll aufhören, sich anzuschauen. Ganz konkret rate ich ihm, sich fürs Erste im Dunkeln auszuziehen. Aber nichts kann ihn davon abbringen.

Es scheint auch noch nicht zu ihm durchgedrungen zu sein, dass man bestimmte Dinge nicht mit seiner Mutter bespricht. Meine Freundinnen finden, dass ich mich freuen solle, denn wenn sie Sex auch nur erwähnen, halten sich ihre Teenager-Söhne die Ohren zu und rennen laut »Lalala« singend aus dem Zimmer. Aber irgendwie weiß ich mein Glück nicht wirklich zu schätzen. Ich bin das genaue Gegenteil der jüdischen Übermutter in Philipp Roths Roman *Portnoys Beschwerden*, die selbst die Unterwäsche ihres geliebten Sohnes kontrolliert – ich will überhaupt nichts wissen. Bekomme aber alles zu hören. Viele, wenn nicht die meisten von Henrys Fragen sind weniger von seiner Neugier motiviert als vielmehr von seinem Wunsch, mich zu quälen. Sobald er mein Unbehagen spürt, setzt er zum Todesstoß an, wie ein Hai, der Blut im Wasser riecht. »Was soll ich machen, wenn ich Schweißhände kriege?« – »Wie weit schiebe ich meine Zunge beim

Küssen rein?« – »Mögen Mädchen Typen mit großem Stehvermögen?« – »Wie macht man das, dass er möglichst lange steht?« – »Wie groß ist denn ein durchschnittlicher Penis? Was ist denn klein? Und was ist groß? Wie groß ist der von Dad?« Die meisten Fragen werden allerdings mit »Ist es normal, dass ...?« eingeleitet. Wie zum Beispiel »Ist es normal, sich zweimal pro Nacht einen runterzuholen? Und dreimal? Ich frage für einen Freund.« Kürzlich dachte ich darüber nach, einen Stapel Post-its vorzubereiten, auf denen »Ja, es ist normal!« steht. Die könnte ich ihm dann auf den Mund kleben, bevor er ihn aufmachen kann.

Henry ist in der Tat ein sehr hübscher Kerl: schlank, dunkelblonde Wuschelhaare, breite Schultern, grüne Augen – der Typ »Junge, mit dem Ärger vorprogrammiert ist«, wie meine Single-Freundinnen mir mehrfach prophezeiten. Aber bis jetzt ist er mit seinen vierzehn Jahren noch ein ziemlich uncooler Kindskopf. Seine großspurigen Tiraden am Tage weichen ab Mitternacht unablässigen Selbstzweifeln. »Ich werde mit vierzig immer noch in diesem Zimmer hocken und meine Mutter fragen, ob sie mir Nachos macht«, klagt er dann. Für eine Klassenfahrt, auf die er sich sehr gefreut hatte, war er spät dran, kam aber einfach nicht aus dem Haus. Er wollte unbedingt noch sein nagelneues Geburtstagsgeschenk in die Tasche stopfen. Er war drauf und dran, den Bus zu verpassen. Als er es endlich untergebracht hatte, betrachtete er traurig seine Tasche: »Na super. Schon klar, wen die Mädels bei der Klassenfahrt definitiv am ehesten ranlassen: den Typ, der sein eigenes Teleskop mitbringt.«

Wenn Henrys Sorgen auf ihn selbst beschränkt blieben, ginge das ja noch. Doch seine frei flottierenden Ängste verlagern sich auch gerne mal auf seinen Zwillingsbruder: »Mom, ist dir eigentlich klar, dass du einen vierzehnjährigen Sohn hast, der rein gar nichts über Sex weiß?«, bemerkte er einmal, während Gus in unserer Nähe »Mario Kart« auf seiner Nintendo spielte. »Er hat einen Schnurrbart, er hat Schamhaare. Ich hab das alles noch nicht, aber er ist der, der von nichts eine Ahnung hat.«

»Das liegt daran, Henry, dass er dunkle Haare hat, da sieht man es eher …«

Henry redete sich langsam in Rage: »Weiß er, wie Babys gemacht werden?«, rief er. Gus klopfte hilfreicherweise auf seinen Bauch. »Weiß er, wie die Babys da reinkommen? Weiß er überhaupt, was ein Kondom ist?«

Angesichts von Gus' Ungeschicktheit stehen seine Chancen, sich ein Kondom überziehen zu können, etwa so gut wie meine, Primaballerina beim New York City Ballet zu werden. Er kommt noch nicht einmal mit Knöpfen zurecht. Wenn man ihn allein machen lässt, reißt er sein Hemd einfach auf wie der Unglaubliche Hulk.

Aber irgendwann in der Zukunft würde sich das Kondomproblem ja wohl stellen, oder etwa nicht? Ich schiebe solche Gedanken genauso beiseite wie die Überlegung, ob er Kinder zeugen sollte. Im Augenblick wäre es schon gut, wenn mein äußerst anhänglicher Sohn wenigstens eine ungefähre Vorstellung von den Bienen und den Blumen hätte.

»Mom, du weißt doch, wie Gus ist. Das wird nicht von selbst passieren, und Dad wird sicher nicht mit ihm darüber reden. Du musst etwas unternehmen.«

Da hatte Henry nicht ganz unrecht.

Keine Mutter denkt ernsthaft, sie müsse ihren Kindern den Sex erklären. Also ich meine, nicht wirklich, nicht in dem

Sinne, wie man ihnen beibringt, eine Kreditkarte zu benutzen (erstaunlich, wie schnell sie damit zurechtkommen). Kinder lernen die Grundlagen der Fortpflanzung (was muss wohin), und den Rest erledigt ihre natürliche Neugierde. Sie stellen eine Million Fragen, entweder ihren Eltern oder ihren dämlichen Freunden, und irgendwann kriegen sie es dann schon raus. Besonders bei Jungs steht die mechanische Seite an erster Stelle, und die emotionalen Komponenten kommen später (manchmal viel später, so mit fünfzig). Was aber, wenn eine Krankheit gerade durch den Mangel an natürlicher Neugier gekennzeichnet ist? Oder sich die Neugier vielmehr auf ein paar wenige Themen beschränkt – Zugfahrpläne und Wetterphänomene – und Reproduktion und Liebe nicht dazugehören? Was dann? Überlässt man dann alles (um die Musical-Figur Sky Masterson zu zitieren) dem Zufall und der Chemie? Gus schien sich noch nicht einmal für die Veränderungen seines eigenen Körpers zu interessieren. Eines Abends vor etwa zwei Jahren sagte ich zu ihm: »Hör mal, mein Kleiner, du kannst nicht einfach nur unter der Dusche stehen. Du musst auch Seife benutzen, und bald wird das noch nötiger sein als jetzt.«

»Warum, Mama?«, fragte er.

»Weil dein Körper sich verwandelt«, sagte ich.

»In was denn?«, fragte er erschrocken.

»Nein, nicht in etwas anderes, er wächst nur, und bald werden Hormone aktiv und ...«

»Was sind Hormone?«

»Das sind körpereigene Stoffe, die dafür sorgen, dass du Muskeln bekommst und dir Haare auf dem Körper wachsen und, äh, noch andere Dinge werden sich verändern.«

Gus dachte einen Augenblick nach. »Also sind Hormone magisch?«

Ich habe mir sehr lange keine Gedanken über Pubertät und Sex gemacht, nicht nur, weil Gus immer ausgesprochen kindlich wirkte, sondern auch, weil er sich grundsätzlich mit derart sonderbaren Dingen beschäftigte, die uns allesamt eher amüsierten. Schon als Baby zum Beispiel liebte er Füße, und damit meine ich wirklich *lieben*. Er hatte dafür sogar geschlechtsspezifische Begriffe. Frauenfüße waren »feeties« und Männerfüße »peeties«. Ich spreche hier nicht von eindeutig sexuellen Handlungen, aber Füße sprachen ihn an – im wörtlichen Sinne. Sie miauten oder vielmehr miaute er sie an. Meine Nachbarin Jen, Anwältin und glamouröse Power-Latina mit karamellfarbener Haut, makellos pedikürten Zehen und riesigen klobigen Stiefeln, zog, wenn sie unsere Wohnung betrat, immer automatisch die Schuhe aus, und Gus fing an, an ihren Füßen herumzufummeln. »Meinst du nicht, wir bestärken ihn auch noch darin?«, fragte ich sie besorgt, und Jen antwortete: »Wen interessiert's? Schau doch, wie glücklich er ist.«

Irgendwann lernte Gus, sich in seiner Begeisterung darauf zu beschränken, die Füße fremder Frauen nur anzustarren oder ein Kompliment darüber zu machen. Aber das hat ziemlich lange gedauert. In den ersten zehn Jahren seines Lebens fürchtete ich mich immer vor der Sandalensaison. Als er acht war, standen wir einmal am U-Bahnsteig, als er sich vor eine umwerfende Philippinerin mit hochhackigen Manolos und makellosen pfirsichfarbenen Fußnägeln kniete und zu maunzen begann. Sie sah ihn kühl an und sagte: »Du könntest mich wenigstens zuerst zum Abendessen einladen.«

Ich hasste Fußpflege – wie ich es überhaupt hasse, wenn meine Füße angefasst werden –, aber weil Gus so begeistert war, rang ich mich auch dazu durch. Ich sagte mir, dass für ein Kind, dem es nicht allzu leichtfiel, neue Wörter zu lernen, die Pediküre ein guter Lernanlass wäre. Er konnte zwar einen Dollar nicht von einem Cent unterscheiden, aber dank seines Interesses an meinen Zehen kannte er den Unterschied zwischen Rosé, Himbeer und Magenta. Einmal habe ich ein Gespräch beim Zubettgehen geführt, da waren Henry und Gus neun.

GUS: Mommy, wie heißen die neuen Babysitter?
ICH: Blair und Kelly.
HENRY: Ich muss Gesetze studieren, wenn ich einen wichtigen Posten in der Regierung will, stimmt's?
ICH: Nicht unbedingt, Schätzchen, es könnte aber hilfreich sein.
GUS: Sind die neuen Babysitter nett?
HENRY: Was für Gesetze gibt es denn?
GUS: Können die Babysitter singen?
HENRY: Mit welchen Gesetzen verdient man denn am meisten?
GUS: Haben sie schöne Füße?

Wie sich herausstellte, hatten beide schöne Füße, weswegen ich nach mehreren Bewerbungsgesprächen die nahm, die nicht verrückt war. Selbst wenn die unhöfliche Irre die gepflegtesten Füße überhaupt gehabt hätte, hätte es vielleicht Probleme gegeben. Jedenfalls kapierte ich, dass hübsche Füße ein so harmloser Fetisch waren, dass Gus im besten Fall ein ausgezeichneter Schuhverkäufer würde und im schlimmsten Fall jede Menge Gesellschaft in den Chatrooms fände.

Aber das war früher. Jetzt war Gus vierzehn, mochte immer noch hübsche Zehen und nörgelte, wenn ich meine nicht machen ließ. Doch während es mich weniger besorgte, dass er eine etwas ungewöhnliche Vorliebe hatte, beschäftigte es mich sehr, dass er nichts von Fortpflanzung und sexuell übertragbaren Krankheiten zu wissen schien, geschweige denn von Zuneigung und Romantik. Konnte ich ihn mit so exorbitanter Unwissenheit auf die Highschool lassen (selbst wenn es eine Highschool für Kinder mit Behinderung war)? Aber ich wusste einfach nicht, wie ich das Thema zur Sprache bringen sollte, denn wenn ich es auch nur erwähnte – »Gus, weißt du, woher die Babys kommen?« –, antwortete er: »Sie kommen von Mamas« und redete dann weiter über das Wetter oder Meeresschildkröten oder was ihm sonst gerade durch den Kopf ging.

Also besuchte ich einen sehr gut gemeinten Vortrag über Behinderung und Sexualität an Gus' Schule. Es war ausführlich von Sicherheit die Rede – von guten und schlechten Berührungen, wie man nein sagt und so weiter. Dahinter stand die Annahme, dass das größere Problem für Menschen mit ASS der sexuelle Missbrauch, nicht Sex im Allgemeinen sei. Außerdem schien die Vorstellung vorzuherrschen, dass mangelnde Sozialkompetenz an sich schon eine Verhütungsmethode sei. Millionen erwachsener Männer, die Star-Wars-Figuren sammeln, mögen da vielleicht zustimmen, und natürlich steckt auch ein Körnchen Wahrheit darin. Doch in einer Zeit, in der es gute Sexualaufklärung gibt, Sexualität kein Tabu mehr ist, das Internet Kommunikation und Sexualkontakte kinderleicht macht und es so viele Menschen im Spektrum gibt, bieten sich ihnen auch mehr Gelegenheiten. Abgesehen davon könnte ich Gus etwas über gute und schlechte Berührungen erzählen, bis ich schwarz werde, und er hätte noch immer nicht verstanden, dass Küssen, Händchen halten und Anfassen – von der Vereinigung von Geschlechtsorganen gar nicht zu reden – Konsequenzen haben.

Ich kehrte ein wenig entmutigt von dem Vortrag zurück, noch immer sehr skeptisch, ob ich in der Lage wäre, meinem Sohn nützliches Wissen zu vermitteln. Manche Leute sind ja die geborenen Lehrer. Ich bin das genaue Gegenteil. Im Schriftlichen geht es noch, aber wenn ich über ein Thema mit Ihnen rede, das Sie interessieren könnte, dann haben Sie, wenn ich endlich fertig bin, garantiert alles vergessen, was Sie je dazu wussten.

Natürlich konzentrierte ich mich auf den sexuellen Aspekt von Beziehungen, weil der konkreter war und ich damit leichter umgehen konnte als mit meinen Ängsten angesichts Gus' emotionaler Probleme. »Wird mein autistisches Kind jemals Sex haben?« ist im Vergleich zu »Wird mein autistisches Kind jemals Liebe finden?« die einfachere Frage.

Etwa zu der Zeit, als ich über all diese Fragen grübelte, sah ich den außergewöhnlichen Dokumentarfilm *Autism in Love*. Der Filmemacher Matt Fuller zeigt darin, wie vier Erwachsene im Spektrum mit dem Thema Beziehungen umgehen. Einer von ihnen war Single und wünschte sich sehnlichst eine Freundin. Ein autistisches Paar, hochfunktional, berufstätig und unabhängig, hatte dennoch mit genau den Aspekten zu kämpfen, die eine Beziehung gelingen lassen. Ein weiterer Mann konnte zwar kaum sprechen, war aber ein Savant, der jede Quizshow gewonnen hätte. Er war seit zwanzig Jahren mit einer Frau verheiratet, die eine leichte kognitive Behinderung hatte und zugleich über eine hohe emotionale Intelligenz verfügte. Als der Film gedreht wurde, lag seine Frau im Sterben, sie litt an Eierstockkrebs. Was der Tod seiner Frau für ihn bedeutete, war seinem Gesicht, seinen Worten nicht zu entnehmen. Doch im Laufe des Films wurde deutlich, wie unermesslich sein Verlust war. Und trotz seines stummen Leidens stimmte mich seine Resilienz sehr hoffnungsvoll.

»Die Frage brannte mir einfach unter den Nägeln«, sagte mir Matt Fuller, als ich ihn anrief. »Wenn die *theory of mind* nicht richtig entwickelt ist, wie kann man dann eine Liebesbeziehung aufbauen? Will man das überhaupt?« Anders ausgedrückt, wenn es für Autisten schwierig ist zu begreifen, dass ihr Gegenüber völlig andere Wünsche und Bedürfnisse hat, welche Bedeutung hat dann romantische Liebe?

Ich beschloss, eine der Frauen aus dem Film anzurufen. Dass die extrem eloquente Lindsey Nebeker vor ihrem fünften Lebensjahr überhaupt kein Wort gesprochen hat, kann man sich kaum vorstellen. Noch ahnt man, dass diese sinnliche, bohemienhafte Frau mit diversen sensorischen Problemen zu kämpfen hat, so dass es an ein Wunder zu grenzen scheint, dass sie und ihr Mann – der das Wetter, die Obsession seiner Kindheit, als Meteorologe zu seinem Beruf gemacht hat – überhaupt in der Lage waren, sich zu berühren und sogar Sex zu haben. Und doch ist es so. Und sie haben auch kein Problem damit, darüber zu sprechen.

»Jedes Individuum muss seinen eigenen Weg zu Liebe und Sexualität finden. Das ist ziemlich kompliziert«, sagt sie. »Mein Vater sagte immer, dass uns Autisten die Antennen fehlen, mit denen andere Menschen geboren werden. Wir sehen, dass andere Menschen miteinander in Verbindung treten können und über nonverbale Zeichen verfügen, und wir müssen uns diese Werkzeuge erst aneignen. Ich traf mich überhaupt nicht mit Jungen, als ich noch jünger war. Ich verliebte mich, und meine Freundinnen sagten mir, wenn ein Typ mich gut fand, aber ich konnte es nicht erkennen. Die Signale, die ich und andere Menschen aussendeten, schienen nie zusammenzupassen. Ich merkte nicht, ob jemand mich mochte, und ich glaube, ich ließ es mir auch nicht anmerken, wenn ich jemanden mochte.« Trotz ihrer Schönheit – und die ist in der Highschool in der Regel ausreichend – waren Kontakte äußerst rar. Hinzu kam, dass einer ihrer Lehrer, der einzige Mensch, dem sie damals ihre Behinderung anvertraute, sie schließlich sexuell missbrauchte. »Ich konnte damals nicht genau einordnen, dass es sich darum handelte, aber ich wusste, dass es sich falsch anfühlte.«

Was bei den meisten Menschen angeboren ist, musste Lindsey sich aus Büchern aneignen. Sie las Dale Carnegies Buch *Wie man Freunde gewinnt. Die Kunst, beliebt und einflussreich zu werden*. Allein schon die Vorstellung, dass man, um mit anderen Menschen in Kontakt zu treten, sie spüren lassen musste, dass man an ihnen interessiert war, war der jungen Frau völlig neu. Aber diese Erkenntnis veränderte ihr Leben.

Noch immer war zwischenmenschlicher Kontakt, sosehr sie sich auch danach sehnte, für sie eine höchst komplizierte Angelegenheit. Doch als sie älter wurde, gelang es ihr immer besser, nach außen hin »normal« zu erscheinen. Aber das hieß noch lange nicht, dass sie auch eine Beziehung mit einem »normalen« Mann eingehen konnte. »Augenkontakt war schon immer ein Problem für mich, und das ist nach wie vor so. Manchmal, wenn ich mitten in einem Gespräch bin, ist es besser, wenn ich mir einen anderen Fokus suche, um mich zu konzentrieren. Ein Gesicht kann sehr ablenken.« Ein anderer Grund ist die emotionale Nähe. »Wenn ich Gefühle für jemanden hege, fühlt es sich so an, als wäre ich aus Glas. Als könnte man in mich hineinsehen und jede einzelne Emotion erkennen. Wenn ich den Eindruck habe, die Kontrolle zu verlieren, drehe ich durch.« Was gewissermaßen auf uns alle zutrifft – im übertragenen Sinn. Aber überlegen Sie einmal, wie es ist, wenn Sie fürchten müssen, dass jemand *tatsächlich* alle Ihre Gedanken und Gefühle durchschaut.

Bei ihr und ihrem jetzigen Mann war es nicht Liebe auf den ersten Blick. Sie lernten sich auf einer Autismus-Tagung kennen. »Als ich ihn traf, wusste ich, dass er irgendwie anders ist. Ich dachte, dass sich daraus vielleicht eine interessante Freundschaft entwickeln könnte. Ich konnte es nicht richtig benennen. In dieser Phase meines Lebens hatte ich mir geschworen, keine Beziehung mehr einzugehen.« Interessanterweise stand Lindsey Sex offener gegenüber als einer festen Beziehung.

Lindsey erklärt mir, dass Sex mit der Zeit leichter sein kann als sonstige Berührungen. »Unsere Sensorik kann im Schlafzimmer von Vorteil sein«, meint sie lachend. »Doch wenn wir uns streiten oder böse aufeinander sind, können Berührungen mir sehr lästig werden – selbst eine leichte Berührung an der Schulter. Das alles zu kommunizieren ... tja, das ist nach wie vor eine Herausforderung.« Wie für alle Menschen? »Ja, aber vielleicht ist es für uns Autisten noch schwieriger, weil alles bewusst abläuft. Vielleicht möchten wir sagen, worauf wir Lust haben, finden es aber schwierig, es auszudrücken.«

Ich habe keine Ahnung, ob es Gus schwer- oder leichtfallen würde, zu sagen, was er will. Aber hatte Lindsey vielleicht einen Rat für mich, wie man jemandem etwas über Sex beibringt, der nie Fragen dazu stellt?

Es folgt ein langes Schweigen, während sie nachdenkt.

»Ich habe viel länger gebraucht als der Durchschnitt, um bestimmte Dinge zu kapieren. Vielleicht müssen Sie im Augenblick noch gar nicht mit ihm reden. Oder vielleicht weiß er schon viel mehr, als Sie denken.«

Lindsey, die Frau, die bis zu ihrem fünften Lebensjahr als extrem autistisch galt, weist mich auf eine in der autistischen Community weit verbreitete Überzeugung hin: Autismus ist gekennzeichnet von einer verzögerten Entwicklung. Aber »verzögert« bedeutet nicht »nie«. Es bedeutet »verzögert«.

Ich beschloss, das Thema ein paar Monate ruhen zu lassen. Im Gegensatz zu Henry.

»Ich will dir mal was zeigen, Mom. Gus schaut nicht mal Pornos. Das ist doch nicht normal.«

Da fiel mir ein, dass ich, als Henry sieben war, mal mein Handy einschaltete und als Erstes auf eine Website namens »Riesenmöpse« stieß. Henry, der in Rechtschreibung immer schlecht war, wusste offensichtlich, wie man »Titten« schreibt und bei Google eingibt. Als ich ihn damals fragte, warum er nicht, wie er behauptet hatte, »Club Penguin« gespielt hatte, sah er mich sehr ernst an und erklärte: »Ich interessiere mich eben sehr für den menschlichen Körper.«

»Zuallererst einmal«, verkündete ich jetzt, »möchte ich gar nicht wissen, was du dir anschaust. Aber ich muss dir sagen ...«

»Ja, ich weiß, bei echten Frauen hängen sie runter, ich weiß, ich weiß.«

»Und zweitens befindet sich Gus vielleicht nicht auf der gleichen Umlaufbahn wie du, aber das heißt noch lange nicht ...«

Während ich meinen Vortrag anstimme, geht Henry zu

Gus' Computer und ruft den Browserverlauf auf. Ich sehe in Gus' Augen eine Spur von Erschrecken. Das liegt daran, so vermute ich, dass ich ihn immer ermahne, er soll sich endlich Sachen ansehen, die altersgemäß sind.

»Schau!«, sagt Henry. »Die Wiggles, Sesamstraße, Teletubbies, Boomerang und – boah, ey!«

Gus knallt den Laptop zu. Breiten wir den Mantel des Schweigens über das, was wir gefunden haben. Es genügt zu berichten, dass es meinen Überlegungen, ob er vielleicht schwul sein könnte, ein Ende setzte. Auch möglich, dass er irgendwann nach Japan ziehen möchte. So bestürzend das sein mag, ich setzte einfach schnell die rosarote Brille der Autistenmutter auf, durch die sie alles, was bei einem neurotypischen Kind Besorgnis erregt, als Fortschritt sieht: Mensch, vielleicht schaut er sich mit vierzig doch keine Kindersendungen mehr an! Das ist doch super!

Dann passierte noch etwas.

So sehr ich meinen Sohn liebe, ich konnte mir beim besten Willen nicht vorstellen, dass irgendein Mädchen irgendwo auf der Welt ihn momentan interessant finden könnte. Schon gar nicht ein Mädchen wie Parker. Parker war schlank und langbeinig, hatte eine wallende brünette Lockenmähne und heidelbeerblaue Augen. Sie war extrem hübsch, ein Jahr älter und einen Kopf größer als Gus und trug gerne Star-Wars-Klamotten. Sie war nicht autistisch, hatte aber eine nicht näher bezeichnete Lernschwäche, die sich zum Teil darin manifestierte, dass sie praktisch ununterbrochen quasseln musste. Gus fand das völlig in Ordnung, denn obwohl er sprechen kann, ist er nicht gerade eine Plaudertasche. Also war jemand, der jede Gesprächspause füllen konnte, zur Not mit einem fünfzehnminütigen Vortrag über die Bedeutung von Protein, perfekt für Gus.

Sie lernten sich in der Schule kennen, und damit begannen die Planungen für gemeinsames »Abhängen«. Inzwischen weiß ich, dass diese Pläne allein auf Parkers Mist gewachsen waren, aber Gus erstattete mir immer Bericht, was sie beschlossen hatte. »Parker kommt am Samstag vorbei.« – »Nein, sie kommt Sonntag.« – »Wir bleiben hier.« – »Wir gehen ins Kino.« – »Sie kommt nächste Woche.«

Schließlich landeten wir bei den *Peanuts* in 3D. Ich begleitete die beiden, denn Gus war noch nie allein irgendwohin gegangen. Ich war glücklich, dass er eine neue Freundin hatte, und auch er schien glücklich. Ich spendierte ihnen Hot Dogs, Chicken Nuggets und einen Eimer Popcorn, aber bei einer riesigen Diät-Coke wurde ich dann knauserig. Ich wollte mich neben Parker setzen, um mittrinken zu können. »Warum setzen Sie sich nicht dort hin?«, schlug sie vor und deutete auf die Reihe dahinter. Verlegen holte ich mir eine eigene Cola. Normalerweise wird mir in 3D-Filmen immer schlecht, aber in dem gab es hübschen Schneefall, und nicht einmal, als der Rote Baron auf mich zuraste, musste ich kreischen. Ich versuchte, mich auf den Film zu konzentrieren, aber Gus drehte sich immer wieder zu mir um und griff nach meiner Hand. Parker wies ihn jedes Mal zurecht. »Na, na, na«, sagte sie, und dann legte er pflichtbewusst seine Hand wieder in seinen Schoß. Als wir das Kino verließen, griff er wieder ganz automatisch nach meiner Hand, was sie unterband, indem sie seine Hand fest in ihre nahm, und so marschierten die beiden los. Parker hatte nach dem Kino immer noch Hunger und wollte in einen Diner. Gus isst so gut wie nie irgendwas in einem Restaurant, aber nun blieb ihm nichts anderes übrig. Und auch bei der Auswahl der Speisen konnte er diesmal nicht wählerisch sein. »Gus, iss den Salat«, sagte Parker. Mein Sohn, der außer Avocado nie irgendein Gemüse anrührt (halt, Avocado ist eine Frucht – also bleiben wir bei »der nie irgendein Gemüse anrührt«), stopfte sich schnell das Salatblatt in den Mund. »Sehen Sie? Er macht alles, was ich ihm sage«, erklärte sie strahlend und schlang ihm den Arm um den Hals. Gus lächelte schüchtern und schaute woanders hin. Parker rückte ihm die Brille zurecht.

Wir liefen zurück nach Hause, wobei Parker Gus' Arm umklammerte. Mit Betreten der Wohnung begann offiziell das »Abhängen«. Bewaffnet mit einem großen Becher Frozen Joghurt (der Nährstoffumsatz eines Teenagers ist eine wahre Freude!), zog Parker Gus in sein Zimmer und schloss die Tür. Vorher hielt sie kurz inne und schenkte mir ein Lächeln, das ... tja, war es entschuldigend? Oder mehr eine Warnung? Ich war mir nicht sicher. Dann hörte ich das Klavier und viel Gelächter.

»Was machst du denn hier?«, fragte mich mein Bürokollege Spencer. Ich war die drei Stockwerke hochgerannt und hatte die Tür aufgerissen.

»Ich verstecke mich«, sagte ich und schilderte ihm die Situation. »Aber Gus hat nur Klavier gespielt. Er sagte, sie würden Superheld und Schurke spielen. Was ist das Schlimmste, was passieren kann?«

»Du meinst, abgesehen davon, dass du Großmutter wirst?«, half mir Spencer freundlicherweise auf die Sprünge.

Ich rannte wieder hinunter. Das war doch lächerlich. Nicht ich sollte mich verstecken müssen. Da fiel mir ein, dass Parker schon vorher einen Freund gehabt hatte, einen schlaksigen Jungen, der aussah wie der junge Michael Jordan und so etwas wie ein Bowling-Savant war. Das wiederum wusste ich, weil er auf Gus' letzter Bowling-Party, während alle anderen fröhlich in die Rinne warfen, nichts als Strikes und Spares lieferte und das überhaupt nicht ungewöhnlich fand. Er war phantastisch. Ich weiß allerdings nicht, ob er sprechen konnte. Doch egal, welche Probleme er hatte, er war auf jeden Fall schon ein ausgewachsener junger Mann.

Ich konnte mir einfach nicht vorstellen, dass Parker nach diesem Traumtyp auf einen Vierzehnjährigen mit der Körpergröße und Persönlichkeit eines Neunjährigen abfuhr. Sie musste doch bestimmte Erwartungen haben. Gus war bestimmt völlig neben der Spur.

Doch Menschen finden einander, sie finden eine gemeinsame Ebene. Als ich wieder herunterkam, hatten die beiden Gus' Zimmer verlassen. »Ist es okay, wenn ich mit Parker spazieren gehe, Mom?«, fragte Gus.

Gus hatte noch nie ohne die Begleitung eines Erwachsenen das Haus verlassen. Parkers Mutter hatte mir erzählt, dass ihre Tochter überall allein hinging, für sie war das also kein Problem. Für eine normale Mutter ist sicher schwer vorstellbar, dass man solche Angst haben kann, einen Vierzehnjährigen allein lusziehen zu lassen. Stellen Sie sich bitte einfach vor, dass Ihr Kind zwar vierzehn ist, aber immer, wenn ein Feuerwehrauto vorbeiflitzt, wieder zum Dreijährigen wird. Würde Parker auf ihn aufpassen, oder schickte ich Gus in den sicheren Tod?

»Schreib mir einfach eine SMS, wo ihr seid«, bat ich bemüht lässig.

Gus versteht alles wortwörtlich, und das ist noch milde ausgedrückt. »Ich bin in der Lobby«, schrieb er. »Jetzt sind wir vor der Tür.« – »Wir sind einen Block weiter.« – »Wir gehen in den

Süßwarenladen.« (Offensichtlich Parkers Wunsch, denn Gus isst keine Süßigkeiten.) Ich hielt den Atem an, bis die beiden sich in der kleinen Grünanlage direkt gegenüber von unserem Haus niederließen. Ich konnte sie vom Schlafzimmerfenster aus sehen. Gus hüpfte auf und ab. »Ich seh dich im Fenster, Mommy«, simste er. »Hallo!«

Wir winkten uns eine Zeitlang eifrig zu, dann zog Parker ihn weg, und sie setzten sich auf ein Stück Rasen und unterhielten sich. Ich hatte den Verdacht, dass sie über Wonder Girl und Ursula redeten, aber egal: Sie verbrachten Zeit zusammen.

Henry merkte, dass ich aus dem Fenster sah. »O Gott, Gus ist draußen, und wir sind nicht dabei!«, rief er. Dann fiel ihm auf, dass Gus und Parker Händchen hielten. »Na super«, murrte er, »mein autistischer Bruder ist nun ganz offiziell bei einem Mädchen schon weiter gekommen als ich.«

Es ist sehr merkwürdig, nicht zu wissen, was der eigene autistische Sohn weiß, und nicht zu wissen, wie intensiv man sich darum kümmern sollte, dass er über die Basics (und damit auch über die Folgen) von Sex Bescheid weiß.

Noch immer beunruhigt mich der Gedanke sehr, dass er ein Kind zeugen könnte, wo er doch nicht in der Lage wäre, ein richtiger Vater zu sein. Deshalb lege ich großen Wert auf eine medizinische Vorsorgevollmacht, mit der ich auch nach seinem achtzehnten Geburtstag über eine Vasektomie entscheiden könnte.

Aber das ist die Zukunft. Wenn ich meinen kleinen Jungen jetzt ansehe, dann habe ich einen Menschen vor mir, der vielleicht nie die Verantwortung für ein anderes Leben übernehmen kann, aber dennoch zu tiefer Zuneigung, Zuwendung und Rücksicht in der Lage ist. Sicher, er brachte diese Gefühle am Anfang vor allem Maschinen und elektronischen Geräten entgegen: Zügen, Bussen, iPods, Computern – und vor allem Siri, einer liebevollen Freundin, die einen nie verletzt. Aber möglicherweise ist er schneller, als ich mir vorstellen kann, auch für menschliche Wesen bereit – selbst wenn dabei nicht immer die sozialen Normen der restlichen Welt gelten werden.

Gus hat Parker nur noch einmal außerhalb der Schule getroffen, aber in der Klasse und beim Mittagessen sind sie immer zusammen. Ich musste ihn überreden, in seine Schule zum Tanzen zu gehen. Als er erst einmal da war, schnappte Parker ihn, umarmte ihn und zog ihn auf die Tanzfläche. Auf meine Anregung hin schenkte er ihr zum Valentinstag eine große Schachtel Pralinen. Ich sagte ihm, dass sie das bestimmt freuen würde, und er gefiel sich sehr darin, ihr zu gefallen.

Bis vor kurzem bezeichnete er Parker immer als »gute Freundin«. Aber vor ein paar Tagen flüsterte er mir spätabends zu: »Ich bin in Parker verknallt.«

»Das freut mich, Schätzchen. Und woran merkst du das?«
»Weil sie es mir gesagt hat.«

14
Am Ende

»Das kannst du doch schon auswendig«, sage ich.

»Nur noch ein Mal«, bettelt Henry.

Ich weiß wirklich nicht, wie die Planungen für mein Ableben zu seiner Lieblings-Gute-Nacht-Geschichte werden konnten, aber meinetwegen – ich tue ja alles, um ihn vor Mitternacht ins Bett zu kriegen. »Gut«, fange ich an, »ich will, dass du mich ausstopfen lässt ...«

»Wie in *Psycho*?«

»Die Mutter in *Psycho* sah ja wohl völlig grotesk aus«, erwidere ich. »Ich habe nie verstanden, wieso Norman Bates ein so guter Vogelpräparator war, aber seine Mutter zu einer verschrumpelten Mumie werden ließ. Egal, ich glaube, heutzutage kann man mich gefriertrocknen, und dann werde ich großartig aussehen.« Keine Ahnung, ob das stimmt, aber es klingt plausibel. »Also zuerst spendest du alle meine verwertbaren Organe, und dann werde ich gefriergetrocknet, so dass ich genau wie ich aussehe, nur besser. Was ich anhabe, suche ich vorher raus. Hängt ganz davon ab, wie alt ich zu dem Zeitpunkt bin. Wenn es morgen wäre, würde ich was aus dem Sundance-Katalog aussuchen, weil ich immer noch Träume habe, aber das funktioniert nicht mehr, wenn ich neunzig bin. Egal. Dann platzierst du mich in deiner Wohnzimmerecke, wo ich irgendwas tue, was mir Spaß macht. Gib mir ein Buch in die Hand oder meinen Computer.«

»... oder ich lasse dich in dein iPhone glotzen, damit du bis in alle Ewigkeit Scrabble spielen kannst«, meint Henry.

»Super«, antworte ich. »Sorg aber dafür, dass ich glücklich aussehe. So als hätte ich gerade ›Quetzals‹ oder so was gelegt.«

»Ich habe eine bessere Idee«, sagt Henry, der mit dem Thema langsam warm wird. »Ich lass dich verbrennen. Und Dad auch. Und dann klebe ich Kulleraugen auf deine Urne. Weil Kulleraugen alles besser machen.«

»Und was ist mit Papas Urne?«

»Kriegt auch Kulleraugen. Und Streichhölzer als Augenbrauen, so hingedreht, dass sie wütend schauen.« Das entspricht Johns Gesichtsausdruck im echten Leben.

»Hm, ich weiß nicht«, wende ich ein. »Also erstens will ich wirklich lieber ausgestopft werden, und wenn du das nicht machst und dann keine große Party für mich veranstaltest, dann werde ich bei dir spuken. Und zweitens will dein Dad, dass seine Asche in den Wäldern von Northumberland verstreut wird, wo er als Kind gespielt hat.«

»O Mann, das macht mich fertig«, sagt Henry. »Hör mal, du kriegst die Urne mit den Kulleraugen und er die mit den Streichhölzern. Wenn ich mit einer Frau zusammen bin, dann will ich ihr sagen können, dass ich möchte, dass sie meine Eltern kennenlernt. Darauf stehen alle Mädchen. Und dann nehme ich sie mit nach Hause, und du und Dad, ihr steht dann da in euren Urnen ...«

»Also langsam verstehe ich, warum du bei Mädchen so gut ankommst.«

»Aber das ist doch ein total zeitloser Witz«, sagt er, »finde ich jedenfalls.«

»Verstehe.«

»Im Gegensatz zu dir und Dad. Ihr werdet alt. Und sterbt. Und dann kriegt ihr Kulleraugen.«

»Wenn du nicht versprichst, dass du mich gefriertrocknen lässt und in eine Ecke setzt, wo ich eine gute Figur mache, dann enterbe ich dich«, drohe ich.

In der Zwischenzeit ist Gus hereingekommen und hat die Hälfte des Gesprächs mitgekriegt. Er hat keine Ahnung, worüber wir reden. Er will nur trösten. Er kommt zu mir und schlingt seine Arme um mich.

»Mach dir keine Sorgen, Henry. Mom und Dad werden sterben, aber dann kommen sie zurück.«

Gus glaubt das, und zwar nicht in irgendeinem metaphysischen oder spirituellen Sinn. Er weiß einfach, dass wir zurückkommen.

Die letzten fünf Jahre waren Jahre des Verlusts. Das ist nicht überraschend, wenn man in einem Alter Eltern wird, in dem andere Großeltern werden. Johns Eltern sind natürlich schon lange tot. Meine starben kurz nacheinander in den vergangenen Jahren. Sie waren wunderbare Menschen, und ich hätte sehr gerne, dass meine Kinder sich an sie erinnern, aber das werden sie wohl nicht.

Kinder können Schicksalsschläge allerdings erstaunlich gut verarbeiten. Folgendes Gespräch führten wir am Abend, nachdem meine Mutter gestorben war:

HENRY (BEIM SCHLAFENGEHEN, MIT TRÄNEN IN DEN
    AUGEN): Wir werden Oma nie wieder sehen, nie, nie
    mehr! Sie war so lieb, und sie war deine Mama, und du

wirst sie auch nie mehr sehen. Und ich weiß, dass sie im Himmel ist, bei Opa und so weiter, aber ich vermisse sie trotzdem und ...
ICH: Was denn, Schätzchen? Du kannst es mir ruhig sagen.
HENRY: Hm. Kriegen wir ihr Haus?
ICH: Ja.
HENRY: Dann kann ich ein Trampolin haben! Jippie!

Die Fähigkeit, Verluste zu verkraften, ist in den meisten Kindern angelegt. Denn sie finden Wege, diejenigen, die sie lieben, weiterleben zu lassen. Sie werden glorifiziert. Zum Beispiel Monty, mein geliebter Golden Retriever, ist in unserer Wohnung immer irgendwie präsent, obwohl er noch vor meinen Eltern gestorben ist. »Wie viele Tennisbälle konnte Monty ins Maul nehmen, Mom?«, fragt Henry oft aus heiterem Himmel. »Hat er wirklich die Leute an der Tür begrüßt, indem er deine Unterwäsche anschleppte?« Und immer wieder gern: »Er war wirklich extrem dämlich, stimmt's, Mom?«

Wir tun unser Möglichstes, die letzten schmerzhaften Kapitel im Leben unserer Lieben zu verdrängen oder wenigstens umzuschreiben. So machte mein Vater kurz vor seinem Tod immer wieder Momente der Unzurechnungsfähigkeit durch. Manchmal konnten wir lange interessante Gespräche über den ersten schwarzen Präsidenten der USA führen, dann wieder sprangen Waschbären in sein Bett und klauten ihm seine Schokokekse. Bei meinem letzten Besuch sprachen wir über die Nachrichten, und dann plötzlich drehte er sich zu mir und sagte: »Ich weiß, was du die ganze Zeit treibst. Ich verstehe ja, dass Journalisten nicht viel verdienen, aber deswegen brauchst du doch keine Drogen zu verkaufen, um deine Familie durchzubringen.« Die feste Überzeugung, dass ich ein Doppelleben als Drogendealerin führe, machte ihn so wütend, dass er mich anschrie, ich solle sein Haus verlassen. Er weigerte sich danach, mit mir zu sprechen, und starb ein paar Tage später.

Das ist nicht gerade so, wie man sich das letzte Gespräch mit seinem Vater vorstellt, aber wie die meisten schrecklichen Dinge fand ich es irgendwann ziemlich lustig, und Henry auch. Wenn ich heute über meine Arbeit jammere, sagt Henry: »Sieh es positiv. Du kannst ja jederzeit wieder Drogen verkaufen.«

Meine Mutter hatte ein viel sanfteres Wesen als mein Vater und war bis zu ihrem Tod im Vollbesitz ihrer geistigen Kräfte, weswegen wir in der Erinnerung an sie weniger zu lachen haben. Als sie starb, war Henry ein Jahr älter und brachte es nicht über sich, zu ihrer Trauerfeier zu gehen. Aber jetzt, fünf Jahre später, salutiert er noch immer, wenn wir an der Reha-Einrichtung in der Nähe unserer Wohnung vorbeikommen, wo sie einige ihrer letzten Monate verbracht hat.

Und er bringt mich mit alten Videos zum Kichern. »Schau, das bist du in ein paar Jahren«, sagt er, wenn er mir eine alte Aufnahme zeigt, in der meine Mutter, umgeben von einem unbeschreiblichen Chaos, sehr nachdenklich und vernünftig über irgendetwas redet. Sie hatte ein leichtes Messie-Syndrom. Sie brachte es nicht über sich, Zeitungen oder Zeitschriften wegzuwerfen, da sie »bestimmt bald dazu kommen würde«, sie zu lesen. In ihrem Schlafzimmer lagen Ausgaben des *New Yorker* aus den späten Achtzigern. Ähnlich fixiert war sie auf alte Batterien, die eimerweise bei ihr lagerten. »Die haben immer noch ein bisschen Saft«, sagte sie, wenn ich sie wegwerfen wollte. »Man weiß nie, wann sie die Produktion einstellen.«

Abgesehen davon, dass sie glaubte, dass alte Batterien uns helfen würden, ein Mad-Max-artiges Weltuntergangsszenario zu überstehen, das ihrer Ansicht nach offenbar bevorstand, war sie ein durch und durch sonniges Gemüt. Jahrelang weigerte sie sich, die Spinnen aus ihrem Schlafzimmer zu entfernen, mit dem Hinweis, sie seien gut für die Umwelt. Als ich eines Tages hoch zur Decke sah und aufschrie, weil ich Hunderte winziger schwarzer Flecken entdeckte, strahlte sie und rief: »Babys!«

In gewisser Hinsicht aber waren nicht meine Eltern, sondern Tante Alberta, die Schwester meiner Mutter, der größte Verlust. In jeder Familie gibt es eine Person, die der Fels in der Brandung ist, die Vorbereitungen für Feiertage trifft und an alle kleinen oder großen Ereignisse denkt, und bei uns war sie das. Als ihr Eierstockkrebs schon überall gestreut hatte, kam sie mit der Prognose einiger weniger Tage in ein Hospiz und lebte dort noch etwa sechs Monate. Sie starb mit knapp einundneunzig. Als es zu Ende ging, das war im Sommer 2015, schlich ich eines Tages in ihr Zimmer und sah sie an. Ohne die Augen zu öffnen, flüsterte sie: »Was gibt's Neues?«

»Ach, gar nicht so viel«, antwortete ich. »Du weißt ja, für die Jungs geht die Schule bald wieder los, deshalb habe ich ganz schön zu tun.« Und dann sagte ich das Absurdeste, was mir in dem Augenblick einfiel: »Und Donald Trump ist Präsident.« Da riss sie ihre schönen königsblauen Augen ganz weit auf, und dann kriegten wir uns beide gar nicht mehr ein vor Lachen.

Als sie wenig später richtig wach war und unser Gespräch um ihre Krankheit kreiste, sagte sie: »Es tut mir leid, ich weiß, dass das egoistisch ist, aber ich will einfach noch nicht gehen. Es gibt immer noch so viele Dinge, die mich interessieren.«

Nun, da die Alten von uns gegangen sind, schaue ich zu Henry, wenn ich mich an sie erinnern möchte – vor allem, weil er sich so gerne an sie erinnert. Doch als sie krank waren und im Sterben lagen, schreckte er davor zurück, sich ihnen zu nähern. Und mir ging es – und dafür werde ich mich ewig schämen – manchmal genauso. Ich war ja noch nie besonders auf Berührungen aus, und ich konnte auch nie »Ich liebe dich« sagen, ohne dass es mir irgendwie peinlich vorkam. Die faltige Haut, die Haare auf dem Kinn meiner Mutter, die zu entfernen sie selbst nicht mehr imstande war, fand ich abstoßend. Ich konnte ihr Bett aufschütteln. Aber ich konnte ihre Hand nicht halten.

Aus diesem Grund war bei solchen Besuchen immer Gus mein Begleiter.

Gus machte all das mit Freuden. Er war nie verängstigt. Und falls er den Geruch von Harn und Verwesung, der so häufig die letzten Wochen des Lebens begleitet, überhaupt wahrnahm, so störte er sich nicht daran. Er hätte einen Händedruck oder eine Umarmung nie unterlassen, nur weil der Körper im Bett nicht mehr in der Lage war, die Geste zu erwidern. Meistens betrachte ich es als Defizit, eine abstrakte Vorstellung wie den Tod nicht zu begreifen, und das ist es natürlich auch. Doch genauso habe ich die Vorteile von Gus' Ahnungslosigkeit gesehen: in jeder Umarmung, in jeder Berührung, in der absoluten Unfähigkeit zu begreifen, dass meine Eltern aus diesen Betten nicht mehr aufstehen würden.

Mit sieben oder acht suchte Henry einmal ein Geburtstagsgeschenk für seinen Vater aus: einen Rollstuhl. »Das wäre doch perfekt, Mom, wir schieben ihn rum, und ihm tun die Beine nicht mehr weh.« Das war zu einer Zeit, zu der John noch völlig problemlos zurechtkam und Gus jedes Wochenende zu seinen geliebten Ausflügen zum Flughafen, zu Bahnhöfen und zur Port Authority begleitete. Damals fand Henry medizinische Geräte einfach cool. Er war ganz scharf auf Sauerstoffflaschen, und es dauerte eine Zeitlang, bis wir ihn davon überzeugt hatten, dass wir sie nicht griffbereit zu Hause haben müssten.

Doch seither sind Jahre vergangen, und John, der Ärzte sein Leben lang gemieden hat, schlägt sich inzwischen mit diversen Krankheiten herum. In diesem Jahr bekam er wegen Aortenstenose eine neue Herzklappe, und ein tief eingewachsenes Basalzellkarzinom an der Nase machte eine Hauttransplantation nötig. Das neue Kniegelenk schiebt er immer noch vor sich her, denn auch wenn er gerade eine größere Herzoperation gut überstanden hat, ist er überzeugt, dass die Knieoperation ihn umbringen wird. Er kann Gus nun nicht mehr auf seinen Streifzügen begleiten, und auch seine Familie in England konnte er dieses Jahr nicht besuchen. Früher ging er mit geradezu religiösem Eifer drei Mal die Woche ins Fitnessstudio, doch selbst diese Besuche werden immer unregelmäßiger. Er fährt zwar noch immer jede Nacht mit der U-Bahn in seine Wohnung zurück – einer Frau in der Menopause und zwei Söhnen im Teenageralter zu entkommen ist die Schmerzen offensichtlich wert –, aber ich weiß nicht, wie lange er dazu noch in der Lage sein wird. Er wird langsamer, und er wird weicher.

Seine Zähigkeit ist im Kern immer noch vorhanden, sosehr einen das auch in den Wahnsinn treibt. Genau wie seine Inflexibilität, wo eine kleine Veränderung manchmal in seinem ureigenen Interesse wäre. Obwohl in seinen Knien längst Knochen auf Knochen schaben, besteht er darauf, mit der U-Bahn zu fahren, selbst wenn er kaum laufen kann. Ein Taxi kommt deshalb nicht in Frage, weil er dann vielleicht mit dem Fahrer reden müsste. Das erinnerte mich an ...

»Sag mal, hast du endlich den Test gemacht, den ich dir gegeben habe?«, fragte ich ihn vor ein paar Wochen.

»Hab ich«, antwortete John.

Ich schnappte mir den Fragebogen, bevor er seine Meinung ändern konnte. Mir klappte die Kinnlade herunter, als ich seine Antworten las – sie schienen nicht das Geringste mit dem Menschen zu tun zu haben, mit dem ich seit fünfundzwanzig Jahren verheiratet war. Johns Einschätzung zu der Aussage »Es regt mich nicht auf, wenn mein gewohnter Tagesablauf gestört wird« lautete: »Ich stimme eher nicht zu.« Das sagt also jemand, der unbedingt an jedem Tag seines Lebens zur gleichen Zeit mit der gleichen U-Bahn nach Hause fahren muss. Besonders gefiel mir seine Antwort zu »Andere Menschen sagen mir oft, dass das, was ich gesagt habe, unhöflich war, obwohl ich denke, es sei höflich gewesen«. John hatte »Ich stimme überhaupt nicht zu« angekreuzt. Wo er doch just an dem Tag mein Büro betreten, meinen Bürokollegen Spencer gesehen hatte, der gerade vom Friseur kam, und gesagt hatte: »Ich fand das längere Haar besser. Damit hast du jünger ausgesehen.« Und ein paar Tage zuvor, als ich jammerte, dass ich ein bisschen abnehmen müsste, musterte er mich gründlich und sagte: »So schlimm ist dein Bauch gar nicht. Außerdem hast du Birnenform, das ist viel gesünder als die Apfelform.«

Na besten Dank auch! Einen großen Teil meiner Zeit verbringe ich damit, auf Johns »höfliche« Kommentare innerlich mit einem »Wer hat dich denn gefragt« zu antworten.

Seinen fragwürdigen Kreuzen in dem Fragebogen nach zu urteilen, war er absolut neurotypisch. Als ich den Test gemäß meinen Beobachtungen der letzten fünfundzwanzig Jahre ausfüllte, steckte er bis zu seinen kranken Knien tief im Spektrum.

Freundinnen haben mich schon darauf hingewiesen, dass ich vermutlich die einzige Idiotin bin, die einen Mann heiratet, der dreißig Jahre älter ist und obendrein weniger Geld hat als sie. Aber was soll ich sagen? Ich liebe den Kerl. Unglücklicherweise kommt einem der Altersunterschied, den man zugleich aufregend und beruhigend fand, als man dreißig und sechzig war, im Falle von Mitte fünfzig und Mitte achtzig gar nicht mehr so vor. Henry macht in Johns Gegenwart ständig Witze über seinen alternden Vater. Wenn er mit mir allein darüber spricht, ist das anders. Vor ein paar Wochen, als Henrys geliebte Jets das taten, worin sie am besten waren, nämlich verlieren, kam ich nach dem Spiel in sein Zimmer. Er saß im Dunkeln und hatte das Gesicht in den Händen vergraben. »Ich hätte so gerne, dass sie *einmal* in die Playoffs kommen, bevor Dad stirbt, damit ich das Spiel mit ihm zusammen sehen kann.«

Und Gus? Mit ihm gibt es keine Diskussionen, er stellt keine Fragen. Dad kann nicht mit ihm rausgehen, weil er alt ist und seine Knie weh tun. Ganz einfach. Selbstbezogen wie Gus ist, wird er ihn aber weiter darum bitten. Beziehungsweise tat er es bis vor ein paar Monaten. Da fand eine Veränderung statt, und die emotionale Unterstützung schien dabei, wie so oft, aus seinem Computer zu kommen.

Wenn Gus zu Hause ist, hält er mich praktisch alle dreißig Minuten über das Wetter auf dem Laufenden: »Mommy, die Höchsttemperatur heute liegt bei fünfzehn Grad – aaah – mit zwanzig Prozent Wahrscheinlichkeit für Gewitter. Das heißt, dass es vermutlich keines gibt, stimmt's?« Wir bewerten die

Temperaturen danach, wie wir uns damit fühlen: Mild ist »aaah«, heiß ist »ächz« und kalt ist »iiiih«. (Henry imitiert für Gus gerne den Wetterfrosch aus dem Fernsehen: »Heute morgen geht es mit Temperaturen um die Iiiih los, die am Vormittag auf Aaah ansteigen. Morgen erreicht uns eine kleine Hitzewelle aus dem Süden, die New York City und den Vororten Temperaturen um die Ächz bescheren wird.«)

Gus' Standard-Wetter-Website ist accuweather.com. Doch eines Tages begann er, seine Wettervorhersagen mit anderen Informationen zu ergänzen. »Mommy, ›Central Park: Joggerin überfallen und ins Gebüsch gezerrt‹«, verkündete er und verschwand wieder.

»Was hat er gerade gesagt?«, fragte John.

Gus wollte sich offensichtlich nicht über die Geschichten mit mir unterhalten, er wollte nur, dass ich Bescheid wusste. »Mommy, ›Bombenanschlag in New York: Beschuldigter plädiert in der Mordanklage für nicht schuldig‹. Tschüss.«

Ich war immer neugierig, was genau seine Aufmerksamkeit fesselte. Anfangs schienen es Todesfälle durch schreckliche Unfälle zu sein: Leute, die in Fluten ertranken oder von Zügen überfahren wurden. Doch irgendwann wurden die Geschichten individueller. Möglich, dass Gus noch nicht bereit ist, mit seiner Mutter über das Sterben zu reden, aber vielleicht geben seine Maschinen ihm das, was er braucht, auf eine Weise, zu der ich nicht in der Lage bin.

»›New York City: Mann bewahrt tote Großmutter monatelang in Müllsack auf‹«, erklärte er. »Und die Höchsttemperatur heute ist zwanzig Grad ...«

»Warte mal, Gus, lauf nicht weg.« Henry und ich kicherten schon seit Tagen über Gus' Katastrophenmeldungen, und ich musste mich zusammenreißen, um nicht zu loszulachen.

»Das ist ja eine schreckliche Geschichte. Warum, glaubst du, hat der Mann das gemacht?«

Gus dachte einen Augenblick nach. »Weil er ein Schurke ist?«

»Stimmt, schon möglich, oder er könnte vielleicht geistesgestört sein.« (Das »könnte« war ein wenig untertrieben.) »Aber auch wenn er krank war, hat er seine Großmutter vielleicht so geliebt, dass er sie einfach nicht gehen lassen wollte, auch nachdem sie tot war. Kannst du das verstehen, dass jemand einen geliebten Menschen nicht loslassen will, nachdem er von ihm gegangen ist?«

»Gegangen?«, fragte er. »Du meinst, wenn er tot ist?«

»Genau, Schätzchen, wenn er tot ist.«

»Leute sterben, und dann sollten sie *so* nicht bei einem bleiben«, sagte Gus. »Aber ...« – man merkte, wie er mit dem Gedanken rang – »... sie kommen zurück, wenn man an sie denkt. Und dann kann man sie behalten.«

Ja, das kann man, mein Schatz.

Zugegeben, als ich erfuhr, dass ich schwanger war, war mein erster Gedanke nicht gerade ein fröhlicher. Ich dachte: So ein Glück, nun werde ich jemanden haben, der meine Hand hält, wenn ich sterbe.

Ich vermute, dass Henry, mein wunderbarer, unmöglicher Junge, da sein und mich zum Lachen und Nachdenken bringen wird, solange Sprechen möglich ist. Aber es wird Gus sein, der meine Hand hält.

15
Tschüss!

Wenn Henry und ich uns unsere neue Lieblingsdoku *Baby Animals In The Wild* ansehen, drehen wir immer den Ton ab und übernehmen den Text selbst. Henrys Tiere sind alle Schotten, und meine sind ältere Juden, weil das die einzigen Akzente sind, die wir beherrschen. »Ja, meine Bürschchen, hier am Ufer des Spey läuft es dieses Jahr wie geschmiert. Darauf gönn ich mir mal ein Gläschen Whisky zum Abendessen«, synchronisiert Henry eine Bärenmutter, die Lachs für ihre Jungen fängt.

»Diese Gräten, die bringen mich noch um, sie bleiben mir immer in den Zähnen stecken«, sage ich. »Und weißt du, was heutzutage der Räucherlachs kostet? Zu meiner Zeit war das noch ein Penny für Lachs und das ganze Drumherum.«

Damit können wir uns Stunden beschäftigen, auch wenn das außer uns niemand lustig findet.

»Meinst du, Gus wird jemals allein zurechtkommen?«, fragt Henry, als gerade eine Elefantenmutter ihrem Jungen aus einem Wassergraben hilft.

Ich bekomme nicht gleich mit, dass wir das Programm gewechselt haben, und übernehme den Part der Elefantin: »Oh, Darling, du wirst langsam ein bisschen schwer, sollen wir vielleicht auf Hüttenkäse und Melone umsteigen?«,

»Jetzt mal im Ernst, Mom, was glaubst du? Du weißt, dass er in New York bleiben will. Wie soll er sich das leisten können?«

Gus kommt ins Wohnzimmer, und Henry dreht sich zu ihm um: »Gussie, wo wirst du wohnen, wenn du zwanzig bist?«

»Hier.«

»Und wenn du vierzig bist?«

»Äh ... hier.«

»Mom!« Henry klingt jetzt ein bisschen panisch. »Was, wenn ich nicht genug verdiene, um ihn hier wohnen zu lassen? Hinterlässt du genug? Diese Wohnung ist extrem teuer. Mir egal, ob sie schon abbezahlt ist, ich habe die Rechnung für die laufenden Kosten gesehen.«

»Oh, schaut mal, kleine Faultiere! ›So kopfüber zu hängen ruiniert mir die Pfoten! Diese Arthritis ...‹«

»Jetzt hör mir doch mal zu, Mom!«

Henry macht sich gerne Sorgen ums Geld. Vielleicht nachvollziehbar, wenn man im Alter von sechs schon wissen wollte, wie Zinsen funktionieren.

Gus beachtet Henry gar nicht, wenn auch aus anderen Gründen. »Ich werde hier wohnen und Jimmy, Jerry und Dennis helfen.« Das sind unsere Türsteher. »Und ich werde irgendwann überall allein hingehen. Stimmt's, Mommy?«

»Schätzchen, darüber haben wir doch schon gesprochen.«

»Ich kann überall allein hingehen«, beharrt Gus.

»Ich weiß, dass du das kannst. Das ist nicht das Problem. Das Problem ist, dass du mit jedem redest, der dich anspricht.«

»Ich bin eben freundlich«, erwidert Gus.

»Du bist freundlich zu Leuten, die lügen, dass sich die Gehsteige biegen«, wirft Henry ein. »Und dann gibst du ihnen dein Geld.«

»Sie brauchen Geld.«

Das Thema hatten wir schon öfter, und dann verspreche ich auch immer, dass ich Gus allein zur Schule gehen lasse – die sich nur sechs Blocks weiter befindet –, und dann breche ich mein Versprechen wieder. In der Tat habe ich die neue Highschool, die Cooke Center Academy, einerseits wegen ihrer Nähe ausgewählt, andererseits aber auch wegen ihrer exzellenten Ausbildungsprogramme nach Abschluss der Highschool, und nicht zuletzt, weil dort die nettesten Menschen der Welt arbeiten. Gus' Lehrerin ist lustig und klug und macht einen ausgezeichneten Unterricht, und ich zweifle nicht daran, dass sie in ihrem früheren Beruf als Plus-Size-Burlesque-Tänzerin ebenfalls ausgezeichnet war. Ich habe großen Respekt vor Leuten, die in ihrem Leben schon einiges gemacht haben. Normalerweise will Gus überhaupt nichts allein tun. In die Schule gehen ist die absolute Ausnahme.

Aber die viel größere Frage, Henrys Frage, stellt sich mir in jedem Augenblick meines Lebens. Wird mein Kleiner irgendwann allein zurechtkommen?

An schlechten Tagen konzentriere ich mich mehr auf all die Dinge, die er nicht kann, statt auf die, die er kann. Aber dann wieder denke ich an alles, was er vor fünf Jahren noch nicht konnte, aber jetzt kann. So wird das Leben zu einer Aneinanderreihung von Einerseits-andererseits-Betrachtungen:

- Einerseits gibt es da noch so viele schlechte Angewohnheiten, die er ablegen muss. Die Vorderseite seines Shirts ist eigentlich nicht als Serviette gedacht, nur als Beispiel. Andererseits kann er inzwischen seine Sachen richtig herum anziehen. Das ist eine ziemliche Leistung. Erst als mir klarwurde, dass mit seiner räumlichen Wahrnehmung etwas *grundsätzlich* nicht stimmt – es war nicht etwa Glückssache, sondern er zog seine Hosen und T-Shirts *immer* verkehrt herum an –, kam ich auf die geniale Idee, ihm zu sagen: »Zieh sie verkehrt herum an.« Jetzt weiß er, dass das, was ihm falsch vorkommt, richtig ist. Mit seinen Haaren funktioniert das ebenfalls. Wenn ich ihm sagte, er soll sein Haar zurückkämmen, schaute er aus wie ein Kakadu. Dann kapierte ich, dass die Anweisung »Kämm es nach vorne« dafür sorgte, dass er es nach hinten frisierte wie James Dean.

Ich bin allerdings nicht sicher, ob wir je mit richtig erwachsenen Schuhen Erfolg haben werden. Einmal jammerte ich dem Schulleiter Mr. Tabone vor, dass mein Sohn wohl niemals lernen werde, sich die Schuhe zu binden. »Wissen Sie, Judith, Sie sollten sich schon genau überlegen, welche Schlachten Sie schlagen wollen«, antwortete Mr. Tabone und deutete auf seine Füße. Mr. Tabone trägt Schuhe mit Klettverschlüssen, und genau so wird Gus es machen.

Woran genau liegt es, dass er seine Schuhe nicht binden und keine Knöpfe schließen kann, aber gekonnt und anmutig Klavier spielt? Es gibt Dinge, die ich wohl nie ergründen werde. Aber vielleicht ist das alles ganz einfach: Musik ist wichtig, der Rest ist es nicht.

— Einerseits deutet nichts darauf hin, dass er sich je komplett selbständig um seine Geldangelegenheiten kümmern können wird. Vielleicht sollte ich ihn nicht immer mit seinem Bruder, dem jugendlichen Finanzgenie, vergleichen, aber die Vorstellung erscheint absurd, dass Gus je in der Lage sein wird, seine Rechnungen selbst zu bezahlen oder sein Geld vor den Raubzügen von, nun ja, eigentlich jedermann zu schützen. »Ich werde mich um sein Geld kümmern müssen«, meint Henry entschlossen. »Das bedeutet, dass du mir ein bisschen mehr vererben musst. Als Beraterhonorar, okay, Mom?«

Andererseits denkt Gus inzwischen nicht mehr, dass man Geld bekommt, indem man an einen Bankautomaten geht, seine Karte hineinsteckt, und dann fällt es einfach raus. Sehr lange Zeit wuchs Geld nach Ansicht von Gus zwar nicht auf Bäumen, aber es wohnte im Geldautomaten. Warum auch nicht? Maschinen waren immer gut zu ihm gewesen, das wäre nur ein weiteres Beispiel für ihre Freundlichkeit. Inzwischen weiß er zumindest, dass man sich Geld erarbeiten muss. Vom ganzen Rest hat er nur eine ziemlich verschwommene Vorstellung.

– Einerseits grüßt Gus alle, die er kennt, und fragt sie, wo sie hingehen und wie es ihren Kindern geht, völlig egal, ob sie sich unterhalten wollen oder nicht. Andererseits hat er eben ein echtes Bedürfnis nach zwischenmenschlichem Kontakt, wenn auch auf einer oberflächlichen Ebene. Und manchmal ist gerade diese Oberflächlichkeit höchst willkommen. Manchmal mailen mir Nachbarn, wenn Gus abends nicht unten ist, um ihnen Hallo zu sagen. Einer sagte mir erst vor ein paar Tagen: »Es gibt nichts Schöneres nach einem harten Tag, als von Gus begrüßt zu werden.«

– Einerseits gibt Henry nach wie vor den Ton an, und Gus würde ihm nie widersprechen oder sich gegen ihn auflehnen. Andererseits ... Tja, auch hier hilft manchmal die Technik. Zu Beginn des Sommers hatten Henry und ich einen ziemlich heftigen Meinungsaustausch. Es ging darum, dass er eine Woche in einem Ferienlager verbringen sollte. Irgendwann schrie er mich an: »Du hasst Ungeziefer und alles, was keine Klimaanlage hat – warum glaubst du dann, mir würde das gefallen?«

Da bekam ich eine SMS von Gus, der vom Zimmer nebenan zuhörte: »Henry ist ein Trottel, ein Idiot, immer muss er dich und Daddy ärgern.« Ich war so belustigt, dass es mir sogar gelang, Henrys Gezeter eine Zeitlang auszublenden (»Warum wirfst du dein Geld nicht einfach auf einen Haufen und verbrennst es?«) und darüber nachzudenken, wie das Ganze noch vor ein paar Jahren abgelaufen wäre, nämlich in etwa so: Henry hätte angefangen rumzuschreien, und Gus hätte mit hysterischem Geplärre an der Eskalationsschraube gedreht, und zwar völlig grundlos, da mit ihm ja niemand redete. Dann wäre er in sein Zimmer gestürmt, hätte die Tür zugeknallt, und ich hätte ihm nachlaufen müssen, um sicherzugehen, dass er nicht in Ohnmacht fiel – denn wahrscheinlich hätte er auch noch den Atem angehalten.

Mit den Jahren habe ich begriffen, dass bei Autismus die Empathie nicht fehlt, sondern fehlgeleitet ist. In der Vergangenheit hat Gus häufig auf irgendwelche Konflikte um ihn herum völlig überreagiert. Er war unfähig zu verstehen, dass ihn das nichts anging. Das hat ihm immer wieder Ärger eingebracht, besonders in der Schule, wo er sich selbst in kleinste Zwistigkeiten einmischte, wenn jemand beteiligt war, der ihm am Herzen lag. »Henry ist ein Idiot« mag keine besonders hilfreiche Reaktion sein, aber sie zeigte, dass er die Situation und ihre Relevanz richtig interpretieren und einschätzen konnte. Bonus: Er versuchte auch nicht mehr, in Ohnmacht zu fallen.

Die Regierung hat auf die zunehmende Verbreitung von Autismus-Spektrum-Störungen mit großen Investitionen in die Forschung reagiert. Gefühlt liest man jede Woche einen Artikel über neue Erkenntnisse, die zu einem besseren Verständnis der Erkrankung führen sollen: Spekulationen über eine Beteiligung der Gene oder strukturelle Unterschiede im Gehirn, abweichende neuronale Verbindungen oder eine andere Darmflora, vielleicht eine Erkrankung der Mitochondrien ... faszinierende Anhaltspunkte, aber alles andere als endgültig.

Die Wissenschaft macht langsame Fortschritte – zu langsam für viele ungeduldige Familien mit Kindern im Spektrum, die nur eines interessiert: Was tut ihr, damit es besser wird? 2015 steckten die National Institutes of Health (NIH) beispielsweise 28 Millionen Dollar in ein Projekt des Autism Biomarkers Consortium, das behauptete, Autismus bei Kindern früher identifizieren zu können. Das klingt gut, doch was sie identifizieren konnten, waren nicht quantifizierbare Marker wie Autoantikörper, das Level des Immunglobulins, die Anzahl von T-Zellen oder andere biologische Messwerte für Krankheiten. Stattdessen beschloss das NIH, dass »Gesichtsverarbeitung«, »Augenbewegungen« und »soziale Kommunikation« Biomarker wären, die man bei einer Übernachtung im Krankenhaus durch wiederholte EEGs testen müsse. (Die Vorstellung, mit Elektroden verkabelt in einem fremden Krankenhausbett zu schlafen, ist schon für neurotypische Kinder nicht angenehm, aber versuchen Sie das mal bei einem Kind mit ASS. Es gibt auf der ganzen Welt nicht genug Vanilla Frappuccinos, um das durchzustehen.)

Das Ziel war, Autismus mithilfe dieser Biomarker schon bis zum sechsten Lebensmonat zu diagnostizieren. Aber etwa 40 Prozent der betroffenen Kinder zeigen erst ab einem Jahr

Symptome, und selbst bei bester Frühförderung wird nur ein kleiner Prozentsatz der Kinder die Autismusdiagnose wieder los. Aus diesem Grund war die Investition von Forschungsgeldern in die Frühdiagnose von zweifelhaftem Wert. Viel besser wäre es meiner Ansicht nach, die Ressourcen für pränatale Gentests und Verfahren zu bündeln, um herauszufinden, ob das Gebärmuttermilieu den Autismus verstärkt. Oder das Geld zur Erforschung von Umweltursachen auszugeben. Oder um Menschen mit Autismus zu unterstützen, ihre Potentiale zu entdecken, wo immer die auch liegen mögen. Ich brauche keine Biomarker für Angst, reduzierten Blickkontakt oder mangelhaftes räumliches Verständnis. Es reicht, sich in Gus' Schule auf einen Stuhl zu setzen, dann kann man leicht feststellen, dass die eine Hälfte der Kinder auf größtmöglichen Abstand geht und die andere Hälfte sich bis auf fünf Zentimeter nähert und auf einen einredet – und so gut wie keines der Kinder sieht einem dabei in die Augen. Da habt ihr's, NIH, ich habe euch gerade 28 Millionen Dollar gespart.

»Ich weiß noch, was ich letzte Nacht geträumt habe«, sagte John kürzlich beim Abendessen. »Du hast Gus mit dem Griff eines Gewehrs auf den Kopf gehauen.«

»Dann ist das vielleicht nicht der beste Zeitpunkt, um dich zu fragen, was du davon hältst, dass wir ihn allein zur Schule laufen lassen«, antwortete ich.

»Das kann er nicht«, meinte John.

»Er ist vierzehn.«

»Dann sieht er ein Feuerwehrauto, winkt ihm zu und wird von einem anderen Auto überfahren.« John brachte zum etwa fünfhundertsten Mal das gleiche Argument vor.

»Weißt du, ich glaube, das macht er nicht mehr. Ich laufe ihm ja seit einiger Zeit hinterher.«

»Ach übrigens, hast du diese Geschichte gelesen ...«, fing John an.

»Lass mich raten«, unterbrach ich ihn. »Lepra ist wieder auf dem Vormarsch. Oder geht es darum, wie man mit dem Verzehr von Paranüssen bestimmte Krankheiten kuriert?«

»Nein«, antwortete er, »heute mal nicht. Es ging um diesen Simon Baron-Cohen. Es gab einen Aufstand.«

Den Aufstand gab es nur in Johns erhitztem Gemüt. Aber über den Psychiater und Autismusforscher Simon Baron-Cohen hatten wir uns bereits öfter unterhalten. Er hat den unglückseligen Autismus-Spektrum-Quotienten-Test entwickelt, den ich John ausfüllen ließ. Folgende Geschichte hatte John in einer britischen Zeitung gelesen: Eine Gruppe von Studenten mit Behinderung machte Baron-Cohen Vorwürfe wegen einer Vorlesung, bei der er prophezeit hatte, dass es innerhalb der nächsten fünf Jahre einen pränatalen Autismus-Test geben würde. Die behinderten Studenten in Cambridge waren deswegen so aufgebracht, weil ihrer Ansicht nach Autismus keine Krankheit war, die man heilen oder ausmerzen müsste. Man solle Autismus vielmehr aus soziokultureller Perspektive als Neurodiversität begreifen: Er sei eine ganz natürliche Variante des Menschseins, etwas, das man genauso wenig behandeln oder beseitigen müsse wie Homosexualität.

In dem Moment kam Henry herein und kaute derart laut auf seinen Kartoffelchips herum, dass ich erst mein unmittelbares Bedürfnis, die Chips in den Mülleimer zu stopfen, unterdrücken musste, bevor ich mich darauf konzentrieren konnte, was er sagte.

»Und, was denkst du?«, fragte er. »Wenn du einen Test hättest machen können, um zu erfahren, ob Gus autistisch sein würde, hättest du ihn gemacht?«

»Ja«, antwortete ich.

»Und wenn du morgen erfährst, dass es ein Medikament gegen seinen Autismus gibt, würdest du es besorgen?«

In dem Moment sah John von seiner Zeitung auf.

»Nein«, log ich.

In Wahrheit bin ich mir da nicht so sicher. Autismus hat ein breites Spektrum, und wo immer Gus auf diesem Spektrum einzuordnen ist, im Augenblick ist er ein glücklicher Mensch. Ich liebe ihn abgöttisch, genau wie er ist, und sein Autismus ist integraler Bestandteil seines Gus-Seins.

Aber viele Menschen leiden im Laufe ihres Lebens sehr darunter. Eine 2015 im *British Journal of Psychiatry* erschienene Studie belegte, dass bei den sogenannten hochfunktionalen Autisten das Suizidrisiko im Vergleich zur restlichen Bevölkerung um das Zehnfache erhöht ist.

Insofern kann ich die Frage, ob ich Gus »heilen« lassen würde, wenn es die Möglichkeit gäbe, unmöglich beantworten. In jedem Autismus-Forum, in jeder Selbsthilfegruppe dieser Welt wird dieser Streit ausgefochten: zwischen Erwachsenen mit Autismus, die die Vorstellung von Heilung hassen, weil man ihnen damit einen Defekt unterstellt, und den Eltern, die nichts sehnlicher herbeiwünschen als so ein Medikament. Diese Auseinandersetzung entspricht der unter Gehörlosen über Cochlear-Implantate oder unter Kleinwüchsigen über Knochenverlängerung. Warum darf es Gruppen und Lebensstile von Gehörlosen oder Kleinwüchsigen oder Autisten nicht geben? Warum muss immer die »Normalität« das Ziel sein?

Das ist es nicht und sollte es auch nicht sein.

Doch zugleich haben die behinderten Studenten in Cambridge nicht das Recht, die Hoffnung auf eine Heilungsmöglichkeit für Autismus zu verurteilen. Wenn man als Betroffener an einer der elitärsten Universitäten der Welt studiert, kann man nicht für denjenigen sprechen, der sein Leben allein in einem Zimmer verbringt und sich damit beschäftigt, einen schimmernden Gegenstand zum Kreiseln zu bringen.

Wenn ich Gus heute sehe, geht mir oft der Refrain von *Puff the Magic Dragon* durch den Kopf:

> *A dragon lives forever but not so little boys*
> *Painted wings and giant rings make way for other toys*
> *One gray night it happened, Jackie Paper came no more*
> *And Puff that mighty dragon, he ceased his fearless roar*

An dieser Stelle werde ich immer ganz rührselig, und dann kommt Gus angelaufen, der keine Ahnung hat, was ich denke, und fragt, ob alles in Ordnung ist. Ich kann mir nicht vorstellen, dass irgendein Mensch *Puff the Magic Dragon* nicht für das traurigste Lied aller Zeiten hält – aber nun bringt es mich ins Grübeln: Heule ich, weil ich fürchte, dass Gus irgendwann erwachsen wird oder dass das nie der Fall sein wird?

Eines jedoch weiß ich: Was in der Gegenwart wie eine düstere Gewissheit scheint, macht in der Zukunft ermutigenden Entwicklungen Platz, und zwar häufig dann, wenn man es am wenigsten erwartet.

Ich beschließe, ihn wieder mit der Frage zu konfrontieren, die ich ihm im Laufe des vergangenen Jahres mehrfach gestellt habe: »Ich habe dich das schon länger nicht mehr gefragt, aber ich bin neugierig: Weißt du, was autistisch bedeutet?«

Gus legt die Hände vors Gesicht und lässt seinen Kopf auf den Computer sinken. Zuerst versucht er wie immer, das Thema zu wechseln. Ich bohre ein bisschen nach. Ohne mich anzusehen, antwortet er schließlich: »Ich weiß, dass ich autistisch bin.«

»Und was heißt das für dich?«

»Es heißt, dass mir manche Sachen leichter fallen als anderen Leuten, und andere Sachen fallen mir schwerer.« Und mit ganz leiser Stimme fügt er noch hinzu: »Ich weiß, dass ich anders bin. Aber das ist okay.«

Er hebt den Kopf und tut das, was ihm so schwerfällt: Er sieht mir in die Augen. Das ist immerhin ein Anfang.

Dann sind wir wieder bei unserem aktuellen Topthema: »Kann ich allein zur Schule gehen?«

Es hatte über Nacht geregnet, und nun zermalmten nasse Autoreifen die matschigen Blätter auf dem Asphalt. Es war kühl, und der Wind frischte auf. »Es ist stürmisch heute«, sagte ich, und Gus antwortete: »Heute ist ein Moll-Tag.« Wir hatten beide recht.

»Also gut, mein Schatz«, verkünde ich strahlend. »Wiederholen wir noch mal, was wir besprochen haben.«

»AccuWeather sagt, die Temperaturen liegen bei neun Grad – iiih! –, und heute Nacht haben wir ein Gewitterrisiko von vier Prozent ...«

»Nicht das«, unterbrach ich ihn. »Das andere.«

»Ich habe es dir doch schon gesagt, Mommy, ich werde mit niemandem sprechen. Außer mit einem Freund.«

Na großartig. Das grenzte das Feld nicht wirklich ein.

»Gus!!! Hör zu! Es sind nur sechs Blocks! Keine Gespräche

mit ›Freunden‹. Lauf einfach nur. Und schreib mir eine SMS, wenn du angekommen bist.«

»Ja, klar, Mommy.«

In den ersten zwei Monaten auf der Highschool war ich hinter ihm hergelaufen, was bedeutete, dass er sich alle dreißig Sekunden nach mir umdrehte und mir zuwinkte. Also versteckte ich mich hinter Bäumen und in Hauseingängen wie die schlechte Karikatur eines Spions. Doch immer wieder drehte er sich um und winkte. Einmal hielt er an, um sich mit einem hochgewachsenen Afroamerikaner zu unterhalten, den ich nicht kannte. Ich muss zu meiner Schande gestehen, dass ich ihm hinterherstürzte und kaum einen Block weiter bereits völlig außer Atem war. Meine Brille war beschlagen, das Haar zerzaust, und ich trug etwas, was ich gerne als meine Sportklamotten bezeichne, was in Wahrheit aber mein Schlafanzug ist. »Hallo, ich bin Gus' Mathelehrer«, sagte der Mann. »Hallo, ich bin Gus' Mutter, eine Rassistin mittleren Alters«, antwortete ich nicht. Wir schüttelten uns die Hand, und ich klärte ihn auf, was wir taten. Er lachte, und die beiden gingen weiter.

Als Nächstes kam ich auf die Idee, Gus zusammen mit einem anderen Kind aus seiner Schule gehen zu lassen, das älter, größer und scheinbar selbständiger war als er. Doch dann beobachtete ich, wie der Junge, der der Garant für Gus' Sicherheit sein sollte, sich mitten auf der Straße bückte, um seine Schnürsenkel zu binden – mit Kopfhörern im Ohr und offenbar, ohne auf den Verkehr um sich herum zu achten, wie eine heilige Kuh in Indien, die davon ausgehen kann, dass sie grundsätzlich Vorfahrt hat.

Ich hakte den Jungen ab, begleitete Gus weiter und übte mit ihm, mir eine SMS zu schreiben, wenn er in der Schule ankam. Ich brachte es nicht über mich, ihn zu »testen«, indem ich einen Fremden bat, ihn anzusprechen. Vielleicht hätte ich das tun sollen. Ja, das hätte ich definitiv tun sollen. Okay, das war blöd von mir. Ich konnte es einfach nicht. Ich beschloss, die ganze Sache abzublasen.

»Mommy, ich will nicht zu spät kommen.« Gus hasst es, zu spät zu kommen. Er hätte einen guten Handlanger von Mussolini abgegeben.

»Ja, schon gut, ich komme«, antworte ich.

Irgendwann muss es doch passieren, oder? »Ein Drache, der lebt ewig, doch kleine Boys – o nein!« ...

Gus geht fünf Schritte Richtung Schule und saust dann zurück. »Mommy, du hast vergessen, mir die Frage zu stellen.«

»Warte mal, ich weiß nicht mehr, welche das war ... Mal sehen, ob sie mir wieder einfällt ...« Seine Augen leuchten, während er darauf wartet. Zu dem Zeitpunkt, schätze ich, habe ich ihm die Frage schon 5142 Mal gestellt, einmal an jedem Tag seines Lebens. Und immer tue ich zum Spaß so, als würde sie mir nicht mehr einfallen. Gus wird das Spielchen nie langweilig.

»Warte, jetzt fällt sie mir wieder ein!«, sage ich. »Bist du mein Schätzchen?«

»Jaaa! Ich bin dein Schätzchen!« Dann dreht er sich um und geht weiter.

Ich sehe ihm nach, bis seine kleine Silhouette zwischen den morgendlichen Passanten verschwunden ist. Etwa nach jedem zehnten Schritt macht er einen Hopser.

DANKSAGUNG

Es gibt nur einen guten Zeitpunkt, um eine Danksagung zu schreiben: wenn man betrunken ist. Ich liebe euch alle! Na ja, dich nicht. Ich leg mich erst mal hin. Tschüss!

Da bin ich wieder. Dieses Buch wurde in Wahrheit deshalb geschrieben, weil ein mir unbekannter Engländer den Artikel gelesen hat, den ich über meinen Sohn geschrieben habe, und mir eine E-Mail schickte. Ich googelte ihn und stellte fest, dass er die Briefe von Nelson Mandela herausgebracht, aber auch ein Buch mit dem Titel *Haben Ameisen Arschlöcher?* verfasst hat. Da wusste ich, dass er über ein breites Spektrum verfügte. An Jon Butler bei Quercus: Wenn du nicht gewesen wärst, wäre ich nie auf die Idee gekommen, dieses Buch zu schreiben. Dank auch an seine rechte Hand, Katy Follain, die das Lektorat des Buches übernehmen musste, weil Jon, während er darauf wartete, dass ich endlich das Manuskript ablieferte, ein komplettes menschliches Wesen zustande gebracht hat und in Elternurlaub gegangen ist – er lebt nämlich in einem zivilisierten Land, wo so etwas möglich ist.

Dann sind da die Leute von Harper Collins: David Hirshey hat schon mehrfach Bücher von mir gekauft, die ich nicht fertiggeschrieben habe. Ich bin sehr dankbar, dass er auch bei diesem wieder solchen Mut und solche Dummheit bewiesen hat. Als er Harper Collins verließ, schoss er mich in einem perfekten Steilpass (meine einzige Sport-Metapher auf 251 Seiten, versprochen!) in die außergewöhnlich einfühlsamen und begabten Hände von Gail Winston und ihrer Mitarbeiterin Sofia Groopman. Es gibt keine guten Texte ohne ein ausgezeichnetes Lektorat. Womit habe ich so viel Glück verdient?

Jetzt weiß ich auch, warum sich Oscar-Gewinner immer bei ihren Agenten bedanken: Ich bin mit Suzanne Gluck und Tracy Fisher von William Morris Endeaver gesegnet. Wie so viele andere habe ich Angst vor Suzanne, weswegen ich mich zwei Jahre lang totstellte, wenn sie anrief, um sich zu erkundigen, wie es denn mit dem Buch so liefe. Ich bin sehr froh, dass ich vorerst mit ihr sprechen kann, und freue mich schon darauf, ihren Anrufen bei zukünftigen Projekten aus dem Weg zu gehen.

Pamela Paul und Jen Szalai von der *New York Times* und Kim Hubbard von *People* ließen mich das tun, was ich besonders gerne mache, nämlich Bücher rezensieren, und gaben mir damit die Möglichkeit, mich von der Arbeit an meinem eigenen Buch abzulenken. Weitere Redakteure mit mehr Nachsicht, als ich sie verdiene: Kate Lowenstein, Bob Love, Lea Goldman, Rachel Clark, Olessa Pindak, Danielle Pergament.

Nun zu Laura Marmor: Sie ist meine zuständige Redakteurin und Freundin bei der *New York Times*. Sie war es, die mich ursprünglich dazu drängte, den Artikel »To Siri, With Love« zu schreiben, der auf ein albernes dreizeiliges Status-Update auf Facebook zurückgeht. Laura liebt Geschirrtücher, warum, weiß ich nicht. Aber sie verdient eine ganze Lkw-Ladung davon. Wenn Ihnen dieses Buch also gefallen hat, dann können Sie zweierlei tun: Sie können ein weiteres Exemplar für eine Freundin kaufen oder ein Geschirrtuch an Laura Marmor schicken, c/o The New York Times, 620 Eighth Avenue, New York, NY 10018.

Außerdem möchte ich mich bei den Erfindern von *Online-Scrabble* und *Words with Friends* bedanken. Zugegeben, ohne diese Spiele wäre ich mit dem Buch ein Jahr früher fertig geworden, aber sie halfen mir zumindest, die Beklemmung im Zaum zu halten, die einen überfällt, wenn man angestrengt über die eigenen Kinder nachdenken muss. Die Entscheidung zwischen einer Nacht mit Gerard Butler und der Punktzahl für das Wort QWERTY fiele mir definitiv nicht leicht.

Dank auch an meine Freunde und Familie (die Unterscheidung zwischen beiden verschwimmt bisweilen): Jane Greer, Jen Lupo, Jose Ibietatorremendia, Nigella Lawson, Ann Leary, Julie Klam, Laura Zigman, Annabelle Gurwitch, Sheila Weller, Aimee Lee Ball, Lisa DePaulo, Lewis Friedman, Emlyn Eisenach, Nancy Kalish, Megan Daum, Meg Wolitzer, Ellen Marmur, Steven Weinreb, Cynthia Heller, Elissa Petrini, David Galef, Lindsey Cashman, Michelle Sommerville, Amy Lewis, Laurie Lewis, Nancy Sager. Ein besonders lauter Dank geht an Wortspiel-Künstlerin Michele Farinet, die den Buchtitel vorgeschlagen hat.

Und an Andrew Nargolwala: für die Kunst, die Therapie wider Willen, die Streitereien und die Nächte, in denen du mich an meinem Computerbildschirm derart zum Lachen gebracht hast, dass meine Kinder davon aufwachten.

Vor allem jedoch ist dieses Buch den Pädagogen gewidmet: einigen von meinen Lehrern, aber vor allem denen, die ihr Hirn und ihre Tatkraft für meine Söhne eingesetzt haben. Dank an Gus' LehrerInnen Margaret Poggi an der Learning Spring und an Francis Tabone an der Cooke Academy. Die Schuldirektoren Michael Goldspiel und David Getz haben

Henry in einer schwierigen Phase seines Lebens mit Verständnis, Humor und ihrer wunderbaren »Auch das geht vorüber«-Einstellung, die sie allen Kindern entgegenbringen, die sich wie Idioten verhalten, gerettet. Und auch an Dimitri Saliani, Frances Schuchman, Keith Torjuson, Marie Southwell, Mary Clancy, Dina Persampire, Clare O'Connell ... Na gut, ich könnte auch einfach das gesamte Personal der Schulen meiner Söhne runterspulen.

Dank an Sandra Siegel, Henrys und Gus' Ersatzgroßmutter, die selbst Lehrerin ist, und an den äußerst verständnisvollen Psychiater Dr. Frank Tedeschi, ein Goldstück in jeder Hinsicht, den sich alle Eltern für ihre Kinder wünschen würden.

Gus hat auch außerhalb des Klassenzimmers ein paar besondere Lehrer: Michelle Acevedo, Ex-Marine-Sergeant und unsere aktuelle aufopferungsvolle Trainspotterin. Mit ihr würde ich jederzeit in die Schlacht ziehen. Mein geschätzter Freund Peter Bloch, der es sich zur Aufgabe gemacht hat, seine Liebe zu den Zügen des alten New Yorks an Gus weiterzugeben. An Michael Shaw: Bilderstürmer, Anführer, nettester Mann der Grand Central Station. Er war der erste Schaffner, der Gus seine Strecke ansagen ließ, obwohl er dafür Ärger hätte bekommen können. Er schenkte ihm schon vor Jahren eine echte MTA-Schaffnermütze, noch immer Gus' wertvollster Besitz. Jimmy Boshtraf, Jerry Tarantino und Dennis Badillo Jr. sind drei der Türsteher in unserem Gebäude. Seit frühester Kindheit ist Gus gerne bei ihnen. Indem sie das duldeten, verschafften sie ihm nicht nur eine Art Praktikum, sie lehrten ihn auch Arbeitsethik, Höflichkeit, das Setzen von Grenzen (sie sind Türsteher!) und den humorvollen Umgang mit menschlichen Marotten – alles Dinge, die man nicht immer in der Schule lernen kann.

Ich weiß, dass das für alle verheirateten Leserinnen und Leser schockierend ist, aber ich klage viel über meinen Ehemann. Ich klage in diesem Buch, ich klage bei Freundinnen, und hätte ich eine Therapeutin, ich würde sie vermutlich bezahlen, um auch bei ihr über ihn klagen zu können. Und doch – also gut, nein, es gibt kein »und doch«. Ich werde wohl ewig weiterklagen. Aber seine Kinder liebt er wirklich sehr. Ich kann ihn nur in Hundebildern beschreiben. Stellen Sie sich vor, Sie hätten einen Hund, der ganz grundlos auf so ulkige Weise griesgrämig dreinschaut, dass Ihre eigene Last allein dadurch schon leichter wird, ihn um sich zu haben. So ist mein Ehemann. Ich liebe dich, J. Und jetzt lass dir deine Knie richten.

Am allermeisten und auf ewig dankbar bin ich meinen Eltern, Frances und Edmund, und meiner zweiten Mutter, Tante Alberta. Ich wünsche mir jeden Tag, ihr wärt noch da und könntet Gus und Henry jetzt sehen.

Nina Zacher / Karl-Heinz Zacher / Dorothea Seitz
»Such dir einen schönen Stern am Himmel«
Krankheit ALS – Die Geschichte eines Abschieds

Das Schicksal trifft Nina Zacher aus heiterem Himmel. Mit Anfang 40 wird bei der vierfachen Mutter ALS diagnostiziert. Doch statt sich zurückzuziehen und auf den Tod zu warten, geht Nina Zacher an die Öffentlichkeit.
Zehntausende folgen der jungen Frau auf Facebook. Ehrlich und direkt schreibt sie über ihr Leben, ihr Leiden und ihr Sterben und beweist dabei ungeheure Stärke und Lebensmut. Ihren größten Traum, ein Buch zu schreiben, kann sie nicht mehr verwirklichen. Doch ihr Mann erfüllt ihr diesen letzten Wunsch und löst damit sein Liebesversprechen ein, den entschlossenen Kampf seiner Frau gegen die heimtückische Krankheit fortzuführen.

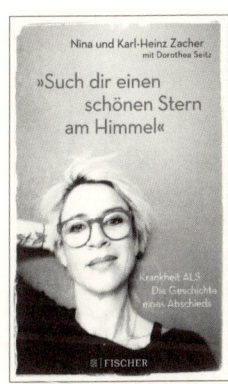

272 Seiten, Klappenbroschur

Weitere Informationen finden Sie auf
www.fischerverlage.de

Daniel Meyer / Lars Amend
Dieses bescheuerte Herz
Über den Mut zu träumen
Band 19705

Daniel ist 15 und hat nicht mehr viel Zeit. Sein Herz schlägt immer schwächer, und er weiß, dass er bald sterben wird. Doch er hat noch so viele Wünsche: Mal ohne Aufpasser (Mama, Krankenschwester, Lehrer) sein, mit einem coolen Sportwagen ohne Ziel durch die Gegend cruisen, einen Liebesbrief schreiben (und abschicken) ... und all diese Erlebnisse, Abenteuer und Träume in einem Buch festhalten. Und dann trifft er auf einen, mit dem er sich seine Herzenswünsche erfüllt, und beide erfahren, was wirklich zählt im Leben. Ein Buch über den Mut zu träumen und den Mut zu leben.

Mit einem aktualisiertem Nachwort:
So geht es Daniel heute!

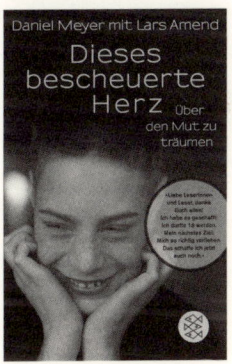

Das gesamte Programm gibt es unter
www.fischerverlage.de